Remedios antiguos para enfermedades modernas

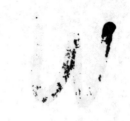

LOTO PERRELLA

Remedios antiguos para enfermedades modernas

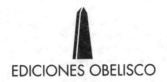

EDICIONES OBELISCO

Si este libro le ha interesado y desea que le mantengamos informado
de nuestras publicaciones, escríbanos indicándonos qué temas son de su interés
(Astrología, Autoayuda, Ciencias Ocultas, Artes Marciales, Naturismo, Espiritualidad,
Tradición…) y gustosamente le complaceremos.

Puede consultar nuestro catálogo en www.edicionesobelisco.com.

*Los editores no han comprobado la eficacia ni el resultado de las recetas, productos, fórmulas
técnicas, ejercicios o similares contenidos en este libro. Instan a los lectores a consultar al médico o
especialista de la salud ante cualquier duda que surja. No asumen, por lo tanto, responsabilidad
alguna en cuanto a su utilización ni realizan asesoramiento al respecto.*

Colección Salud y Vida natural
REMEDIOS ANTIGUOS PARA ENFERMEDADES MODERNAS
Loto Perrella

1.ª edición: febrero de 2013
2.ª edición: julio de 2013

Maquetación: *Marga Benavides*
Corrección: *Sara Moreno*
Diseño de cubierta: *Enrique Iborra*

© 2013, Loto Perrella
(Reservados todos los derechos)
© 2013, Ediciones Obelisco, S. L.
(Reservados los derechos para la presente edición)

Edita: Ediciones Obelisco, S. L.
Pere IV, 78 (Edif. Pedro IV) 3.ª planta, 5.ª puerta
08005 Barcelona - España
Tel. 93 309 85 25 - Fax 93 309 85 23
E-mail: info@edicionesobelisco.com

Paracas, 59 - Buenos Aires
C1275AFA República Argentina
Tel. (541 - 14) 305 06 33
Fax: (541 - 14) 304 78 20

ISBN: 978-84-9777-921-0
Depósito Legal: B-389-2013

Printed in Spain

Impreso en España en los talleres gráficos de Romanyà/Valls S. A.
Verdaguer, 1 - 08786 Capellades (Barcelona)

INTRODUCCIÓN

Remedios de la abuela

Mucho se ha escrito sobre este tema y, posiblemente, la idea de escribir este libro no sea demasiado original. Pero si somos reacios a coger en nuestras manos viejos libros polvorientos, y por ello mismo nos perdemos remedios que pueden ser muy valiosos, la aparición de un libro nuevo, escrito con criterios modernos y con los conocimientos que nos permiten los avances científicos, puede hacer que los lectores se muestren más interesados y más dispuestos a aplicar los denostados *remedios de la abuela*.

Es un hecho: a pesar de que nuestros medios y conocimientos han ido aumentando y mejorando a partir de la Segunda Guerra Mundial (por lo menos en el llamado primer mundo), de que nuestra esperanza de vida se ha incrementado en muchos años, de que la mortalidad infantil se ha reducido muchísimo, también es un hecho que nuestra calidad de vida ha ido disminuyendo progresivamente, si bien autoridades políticas, sanidad oficial, laboratorios farmacéuticos, y otros intentan cada día convencernos de que vivimos en el mejor de los mundos.

Vivimos más años, es cierto, pero esto al precio de atiborrarnos de productos farmacéuticos artificiales con innumerables y graves efectos secundarios. La mortalidad infantil ha disminuido mucho, es verdad, pero eso a costa de unas vacunas tóxicas, de operaciones quirúrgicas incluso antes de nacer, y a costa de tener niños condenados de por vida a medicarse. Gracias a los trasplantes, que les abocan a vivir durante años atados a la necesidad ineludible de medicarse, sobreviven personas que, según las leyes naturales, debían haber muerto hace tiempo. Sin tener en cuenta que para trasplantar un corazón, o un hígado, o lo que sea, es necesario que alguien muera. Yo he oído a personas pedir: «¡Ojalá haya pronto un órgano para mí!», que traducido en términos más concretos y reales significa: «¡Ojalá alguien muera pronto para que yo pueda vivir!»… He oído a unos padres decir: «¡Qué suerte que se encontró un corazón para hacerle el trasplante a nuestro hijito!», o sea, traducido significa «¡Qué suerte que murió un niño para que el nuestro viva!».

Da la impresión de que la chispa divina que siempre se consideró que albergaba en los seres humanos se haya apagado. Hoy día, como en el principio de los tiempos, rige la ley del más fuerte: el que *más* dinero tiene, podrá comprar alimentos, pagar médicos y medicinas, pagar (¿comprar?) trasplantes, pagar fecundaciones artificiales –incluso pagar para que otras mujeres se embaracen y les regalen un hijo–, tener *mejores* casas (pero no necesariamente más saludables)… Los que no tienen nada, o tienen poco, cuando rezan a sus dioses no pueden pedirles: «Señor, haz que muera alguien para que me hagan un trasplante», o «Señor, haz que muera un niño para que el mío pueda vivir»… porque en su entorno sólo hay pobres tan pobres como ellos, y sus órganos están tan enfermos como los suyos, y no tienen dinero para poderse pagar medicamentos, trasplantes, posoperatorios…, en realidad no tienen dinero ni para comer, todo lo demás ni siquiera forma parte de su universo. No existe.

Pero esa humanidad pudiente, esas sociedades opulentas, ¿de verdad tienen una vida tan buena como quieren hacernos creer? Hoy día se está dando gran importancia al divertirse, se tiran casas para hacer centros de diversión, todo el mundo quiere alcanzar la *felicidad*, según dicen. Esta palabra está quedando tan sobada como la palabra *amor*, que se utilizó de manera tan excesiva en las últimas décadas del siglo pasado. De la misma manera que entonces todo el mundo hablaba de *amor*, ahora todo el mundo habla de *felicidad*: una persona es feliz porque ha encontrado el adhesivo perfecto para su dentadura, es feliz porque utiliza unas compresas que eliminan el olor de las «pequeñas pérdidas», es feliz porque puede comer en el restaurante de moda…

¡Dios!, ¡qué cursi, qué vulgar, qué pobre suena todo esto! Según el diccionario de la Real Academia, la felicidad se define como «estado de ánimo que se complace en la posesión de un bien. Satisfacción, gusto, contento». Yo prefiero decir que estoy contenta, o satisfecha. Para mí la «felicidad» tiene más que ver con el gozo espiritual, que con las satisfacciones materiales, felicidad significa dicha, plenitud. Cosas todas que no guardan relación con el tener una dentadura que no se mueve, o con el haber evacuado correctamente después de haber tomado un laxante. Además, la felicidad no puede ser un estado permanente, podemos tener destellos de felicidad más o menos breves, más o menos largos, pero la idea de un estado de felicidad ininterrumpida se me antoja más como un estado de debilidad mental permanente.

Y sin embargo, toda esa *felicidad* finalmente ¿en qué se traduce?, ¿qué significa exactamente? Significa, principalmente, que disponemos de los medios materiales necesarios y suficientes para permitirnos lo necesario y lo superfluo, lo básico y lo suntuario, lo permisible y lo prohibido. Tenemos los medios para comer y quitarnos el hambre, para divertirnos de manera más o menos lícita, para cuidar nuestra salud de manera a veces lícita y a veces claramente criminal. Como cuando las posibilidades económicas nos permiten buscar en China el trasplante que no llega, al que no podemos o no queremos esperar, y nos vamos con nuestro fajo de billetes a buscar un órgano «a la carta» en cualquier hospital de China, que se nos facilitará ejecutando al último pobre desgraciado detenido y condenado porque hacía la meditación Falun Dafa… Allí no habrá que esperar, nuestro ego verá, satisfecho, como nuestros menores deseos se cumplen…

Todo eso, sin embargo, no nos librará de la esclavitud que supone el depender de fármacos toda la vida. Lo único que hará el dinero será facilitarnos su adquisición.

Así pues, está claro que nuestra sociedad está enferma, aunque la mayor parte de la gente no sea consciente de ello: está enferma de superficialidad, de apegos, enferma de vulgaridad… Ésa es la verdadera enfermedad de nuestro tiempo, todo lo demás es consecuencia de ello. Y esto hace que se hayan olvidado los buenos remedios antiguos, los remedios que utilizaban nuestras abuelas (y digo *abuelas* y no *abuelos* porque en general eran ellas, las mujeres de la familia, las guardianas de la salud, las que preparaban decocciones y emplastes, purgas y calmantes, para toda la familia). Estos remedios *de la abuela* han sido postergados porque no eran modernos, porque con la tecnología y la ciencia de la que disponemos, ¿cómo vamos a aplicarnos cataplasmas?, ¿tomar un purgante?, ¿hacer unos baños de pies?..., por favor, si hay comprimidos, y cápsulas, y perlas, e inyecciones, todo tan maravilloso y científico...

Y así nos va. Nuestro arrogante primer mundo está enfermo, y en lugar de salvar los buenos remedios antiguos se entrega atado de pies y manos a los laboratorios farmacéuticos, a los remedios químicos..., que cuestan dinero, que ocultan los síntomas, que tienen efectos secundarios desagradables, que a veces, al tiempo que ocultan ciertos síntomas, hacen aparecer otros que antes no estaban ahí...

El intentar evitar la enfermedad alimentándonos correctamente no está de moda. ¿Cómo voy a renunciar a comer lo que *me gusta?* El comer de manera sana es aburrido, yo necesito *disfrutar*... Hoy día todo el mundo habla de *disfrutar*, aumentan de manera asombrosa las zonas de ocio, la gente trabaja durante la semana pensando en cómo se *divertirá* el sábado y el domingo. Incluso, desde hace unos pocos años a esta parte, la gente tiene el llamado *síndrome posvacacional*.

Eso me parece una ridiculez. Siempre se ha trabajado (bueno, ahora no siempre es posible, pero ésa es otra historia). Fue en la segunda mitad del siglo XX cuando la gente comenzó a ir de vacaciones (antes la gente no iba, o no todos por lo menos, y, claro, por ello mismo no tenía el *síndrome posvacacional)*, pero sólo en los últimos años se ha empezado a hablar de este síndrome. ¿No estará causado por esa tendencia, esa avidez diría yo, por *divertirse?* De otra manera no me lo explico. Yo he trabajado toda la vida, he ido de vacaciones casi todos los años de mi vida laboral, y sin embargo, cuando he vuelto al trabajo no me he sentido desgraciada, ni que fuera víctima de una injusticia, ni nada de todo eso. He vuelto con alegría al trabajo y al reencuentro de compañeros y familiares. Pero quizá es que yo no entiendo las cosas de la vida.

Y ahora que la *crisis* acecha (a unos más que a otros, claro está, por aquello de que «todos somos iguales, pero algunos son más iguales que otros»), uno se esperaría ver los restaurantes vacíos, los vuelos con plazas disponibles en cualquier momento, las tiendas vacías… Pero no, corremos todos como condenados a hacernos con el modelo de vestido más nuevo, con el último coche de tal marca –eso sí, que sea de gama alta–, a comprar regalos para el día de San Valentín, y no digamos para las Navidades: allí ya no hay freno, hemos de comprar todo lo que nos apetezca, si no ¿qué Navidades serían? En los días que preceden estas fiestas, en los mercados la gente compra de manera desaforada, como si ésa fuera a ser la última comida de su vida. Yo observo y me siento perpleja: no lo entiendo, de verdad que no lo entiendo.

La crisis no ha venido de fuera, no hemos de buscar culpables entre los bancos, los políticos o los financieros, que su parte tienen, es evidente, pero no habrían podido llevarnos al punto donde estamos si nosotros no nos hubiéramos prestado a ello con tanta facilidad. Somos culpables todos nosotros, que hemos vivido por encima de nuestras posibilidades, porque nos parecía maravilloso que cuando pedíamos una hipoteca de 100 el banco nos ofreciera 120 o 150, porque así además de la casa podíamos cambiar el coche, irnos de viaje, darnos un capricho… No pensábamos en ese momento en que las hipotecas hay que pagarlas, que podíamos quedarnos sin trabajo, que podía pasar cualquier cosa. Que podíamos perder esa casa, ese coche y lo que hiciera falta. No, no lo pensamos. Y ahora que la crisis está aquí, y que la gente está perdiendo su casa, y su coche, y se queda en la calle, le echamos la culpa a quien sea, nunca somos nosotros los responsables.

Pues precisamente en estos momentos de crisis podrá irnos bien conocer los *remedios de la abuela,* porque además de curarnos sin efectos secundarios, nos ahorraremos un dinero.

Evidentemente, estos remedios no son de mi cosecha, o no todos por lo menos, pero sí he de reclamar el mérito de haberlos buscado, redescubierto, catalogado y experimentado para asegurarme de que lo que me decían era cierto, que efectivamente servían para lo que se necesitaba en ese momento concreto.

Por ello doy gracias a aquellas personas que han querido compartir conmigo sus pequeños grandes secretos. No las nombro individualmente porque son muchas las abuelas, y no tan abuelas, generosas que me han pasado sus recetas. Son personas de distintos países, e incluso de distintos continentes, las que han aportado cada una su granito de arena, cada una su sabiduría. A todas ellas les estoy muy agradecida, y también lo estarán las personas que encuentren alivio utilizando estos remedios.

PARTE I

La salud de las personas

En este libro hablaremos de cosas sencillas, de cosas que *todos* saben o han sabido en algún momento, de las propiedades curativas de hierbas y hortalizas, de cosas que todos tenemos en casa y a las cuales habitualmente no damos importancia más allá de la que tienen en la preparación de los alimentos o en la limpieza del hogar, de esas cosas que nuestras abuelas conocían muy bien y utilizaban cuando la medicina todavía no estaba socializada como ahora, y había que pagar el médico cada vez que se acudía a él. Con estas cosas las mujeres de la casa mantenían sana a la familia, y la curaban cuando alguno de sus miembros caía enfermo.

La higiene

Me gustaría empezar hablando de la higiene. ¿Qué ocurrencia, verdad, hablar de la higiene a estas alturas?... Pues aunque pueda parecer fuera de lugar, cada día se hace más evidente que la falta de higiene está causando muchos problemas en nuestra sociedad. Quien me conoce ya sabe que cuando hablo de higiene no me refiero a ducharse cada día, o varias veces al día si hace calor. La higiene es mucho más que eso. Nuestros abuelos se bañaban quizá dos veces al año, para Navidad y para Pascua, porque no tenían cuartos de baño, pero se lavaban las manos con jabón antes de sentarse a comer, costumbre que en la actualidad parece haberse perdido.

Es higiene ir aseados en la persona, con el pelo limpio, los hombros libres de caspa, las uñas bien cortadas y sin aquellos bordes oscuros que lucen algunos. Es higiene lavarse las manos antes de comer o de manipular alimentos, no emitir olores que ofendan a quienes estén en nuestra proximidad, lavar bien las hortalizas y las frutas que vayamos a comer, aunque se tengan que cocinar, pero mucho más si se van a comer crudas. Es higiene ventilar frecuentemente nuestras casas, separar de manera apropiada los animales de las personas, lavarse las manos después de haber jugado con nuestras mascotas, o de haber cuidado nuestras plantas.

Todo esto es importante porque muchas enfermedades están causadas principalmente por la falta de higiene. ¿Dónde, si no, hemos de buscar la causa de tantas gastroenteritis, tantas salmonelosis, y tantas infecciones como vemos cada día entre conocidos y amigos? La higiene es la primera de las profilaxis, y ya se sabe que es mejor prevenir la enfermedad que tener que curarla cuando ya está instalada, y es un deber hacia nuestra salud y la de los demás.

Es también higiene seguir una alimentación adecuada a nuestra condición y a nuestra salud, tanto en la calidad como en la cantidad, evitar excesos, pero también carencias. Y, por supuesto, es higiene no consumir sustancias perjudiciales, tales como el tabaco, las drogas, el alcohol en exceso.

El aceite de oliva

Fuera de los países mediterráneos, el aceite de oliva ha sido siempre tenido en mucha consideración, tratado como un elemento muy valioso para la salud, despachado en botellas de vidrio oscuro, casi de farmacia, y guardado en la nevera para que no se deteriore. Nosotros, habitantes del sur de Europa, a pesar de que apreciamos el aceite de oliva por lo que vale, no le damos tanta importancia, casi diría que le hemos perdido el respeto. De hecho, lo compramos en botellas de litro, o incluso en garrafas de 5 l y no en frasquitos de 200 ml; en envases de plástico y no de vidrio oscuro, y lo consumimos cada día en grandes cantidades, menos cuando decidimos rebajar nuestro peso y entonces lo añoramos con toda el alma.

Esto hace que cuando queremos tomarlo como remedio, ya no tenga los efectos previstos. De hecho, y en rigor, nadie debería padecer de estreñimiento en un país como España, o cualquier otro del arco mediterráneo, considerando la alegría con la que lo escanciamos para aliñar las ensaladas u otros manjares, y que luego se queda en el fondo de la ensaladera y lo tiramos despreocupadamente por el desagüe… De alguna manera se puede decir que nos hemos *mitridatizado*, como Mitrídates, aquel rey paranoico del Ponto que temiendo ser envenenado consumía diariamente minúsculas dosis de veneno que iba aumentando progresivamente para inmunizarse. Lo que le pasó finalmente fue que cuando quiso envenenarse de verdad para no caer en manos de sus enemigos, no lo consiguió y tuvo que hacerse matar por un esclavo.

Esto es lo que nos pasa a nosotros, que el uso constante y abundante del aceite, principalmente de oliva, nos ha inmunizado contra sus efectos curativos. Para un ciudadano del norte de Europa es suficiente una cucharada de aceite de oliva para ir corrigiendo el estreñimiento, hasta que su cuerpo recobre la funcionalidad. En nosotros esa cucharada no tiene ningún efecto, y si queremos corregir el estreñimiento hemos de acudir a otros remedios más agresivos.

Sin embargo, esto no quita que el aceite de oliva siga teniendo utilidad como remedio natural. Es bueno para el corazón, sobre todo porque cuando utilizamos aceite de oliva dejamos de utilizar, o reducimos el uso, de las grasas saturadas.

Es útil para hidratar las pieles muy secas, ya sea aplicándolo directamente sobre la piel (por ejemplo, las piernas que tienden a resecarse mucho), o mezclado con yema de huevo y unas gotas de limón (hacemos una mayonesa, vamos) y lo aplicamos como mascarilla sobre la cara para nutrirla e hidratarla. Esta misma mezcla será útil también para ayudar a regenerar el cabello, aplicándola una media hora antes de lavar la cabeza. Si se trata de una piel avejentada, lo que haremos será calentar el aceite al baño maría, luego empaparemos en él una capa de algodón del tamaño de la cara y la aplicaremos, teniendo la precaución de proteger los ojos con discos de desmaquillar embebidos en una infusión de flores de manzanilla, por ejemplo, o con un par de rodajas de pepino fresco. Cuando la *mascarilla* se haya enfriado, la quitaremos y limpiaremos la cara con un pañuelo de papel suave. Después de eso, aplicaremos una capa de algodón embebida en una infusión de flores de manzanilla y terminaremos con agua fría.

Unos baños de aceite calentado al baño maría van muy bien también para las uñas frágiles o agrietadas: en un recipiente de tamaño apropiado, dos veces por semana y durante 10 minutos, se sumergirán las puntas de los dedos para dar elasticidad a las uñas, y alternaremos los baños de aceite con baños en una infusión de cola de caballo. El ácido salicílico de ésta ayudará a reforzar las uñas. Ambos baños deberán hacerse por un tiempo largo, ya que la recuperación de las uñas es lenta. También ayudará el tomar infusiones de cola de caballo al mismo tiempo.

El agua caliente

Y alguien se preguntará: ¿para qué demonios puede servir el agua caliente?, ¿no habrá remedios un poco más sofisticados?

Claro que hay remedios más sofisticados: los de farmacia, unos mejores y otros peores. Los que nos puede recetar el médico, aquellos que podemos comprar incluso sin receta médica, los que nos recomienda la vecina porque a ella le fueron muy bien para lo mismito que tenemos nosotros…

Tendemos a olvidar que cada persona es diferente: un dolor en dos personas distintas, que parece ser exactamente el mismo, puede que no lo sea, que se manifieste en el mismo sitio y de la misma manera, pero que su origen o causa sea diferente, y por consiguiente su tratamiento también debería serlo. Mi dolor de cabeza puede estar causado por los cambios atmosféricos que produce una tormenta al acercarse, o quizá esté causado por el hígado que tolera mal las grasas y los fritos, o, ¿por qué no?, por ese estreñimiento al que no le he dado nunca demasiada importancia pero que ahora me está haciendo la vida difícil. No sé qué es lo que causa el dolor de cabeza de mi vecina, y por lo tanto no debería aconsejarle el mismo remedio que tomo yo.

Está claro que en estas condiciones no sirve ir a la farmacia a comprar un analgésico, o escuchar el consejo de la vecina, o tomar aquellas pastillas que tengo en el botiquín desde hace tiempo y que ya no recuerdo exactamente para qué me las recetaron…

Evidentemente, esto es algo que no hay que hacer, porque todos los remedios químicos tienen contraindicaciones, todos tienen algún que otro efecto secundario. Es decir, que nos curarán una cosa pero nos afectarán otro órgano en el que hasta ese momento no teníamos ningún problema. Los remedios químicos hay que tomarlos con conocimiento de causa, habiéndolos recetado el médico y por el tiempo indicado por él.

Por el contrario, si utilizamos un remedio antiguo, como es el caso del agua caliente, además de quitarnos la molestia no nos causará ningún otro problema, no nos machacará el hígado, no nos producirá un estreñimiento secundario, no hará que nos salgan granos, y encima nos sentiremos bien. O quizá no nos haga ninguno de todos estos efectos, pero con toda seguridad no nos perjudicará.

Ya Hipócrates recomendaba el uso del agua caliente, ya fuera para uso interno o para aplicaciones externas, y no se puede decir que la medicina moderna haya avanzado mucho en ese sentido. Durante miles de años se han tenido en gran consideración los manantiales de aguas curativas, la mayor parte de ellas calientes, para tratar diversas afecciones. Los tratamientos con agua son la base de las curas termales, que se siguen practicando hoy en día en muchos centros en todas las partes del mundo, tanto si disponen de fuentes o manantiales de aguas curativas, como si los aplican con agua normal, de la que todos tenemos en nuestras casas.

Así pues, podemos considerar el agua como un remedio básico y principal aun en nuestro siglo XXI, en el cual, a pesar de los avances científicos, no se ha añadido nada a lo que se conocía y practicaba hace más de 2500 años. Y esto si nos quedamos en el ámbito de la medicina occidental, porque si nos trasladamos a Oriente, encontraremos la medicina ayurvédica, la medicina china y otras medicinas del extremo más alejado del continente, que son mucho más antiguas, y se han mantenido eficaces y en pleno auge hasta nuestros días, y además han sido exportadas a los países occidentales, que las han adoptado con éxito.

El agua caliente en ayunas y otros usos

Este uso nos viene de la medicina ayurvédica, pero, aparte de la India, se utiliza también en muchos países de Oriente, como el Tíbet y China.

El agua caliente en ayunas tiene muchas virtudes: sirve para limpiar los riñones, para desinflamar el hígado y se asienta el estómago. Y, virtud importantísima sobre todo en nuestros días de alimentos ultra refinados, ayuda a resolver el estreñimiento. Por consiguiente, mejora el estado de nuestra piel y alcaliniza nuestro organismo, con lo cual también mejoran los dolores articulares, pues disuelve los depósitos tóxicos que se acumulan en las articulaciones.

Otro uso del agua caliente es para hacer compresas húmedas en los casos de dolor en los riñones. Cuando hay un cálculo que se ha puesto en movimiento, o hay arenilla, y la persona empieza a sentir unos cólicos dolorosos en la zona de los riñones, la aplicación de compresas húmedas muy calientes aliviará el dolor y ayudará a expulsar el cálculo. Si además, después de la compresa caliente, se aplica un imán de 3800 gauss, debidamente protegido o envuelto en tela, la solución del problema será rápida e increíblemente eficaz.

En el caso del dolor de riñones también ayudará el tomar una decocción de perejil fresco. Para ello se lavarán 6-8 ramas de perejil completas (con tallos) y se hervirán en un litro de agua filtrada o embotellada durante 3 minutos. Se colará y se tomará este líquido a pequeños sorbos a lo largo del día, a razón de medio litro por día.

Evidentemente, si aplicamos los tres remedios simultáneamente, los resultados serán mucho más rápidos. Pero no siempre se está en condiciones de hacerlo todo. En ese caso, es bueno tener alternativas para paliar la situación hasta que nos encontremos en condiciones de poder aplicar todos los remedios.

A pesar de lo dicho arriba, en el momento en que se presente el problema habremos de plantearnos qué modificaciones deberemos introducir en nuestra alimentación y en nuestro estilo de vida para evitar la repetición de estos episodios dolorosos.

La misma *receta* vale en los casos en que duela el hígado. Ya sé que según los médicos el hígado no duele. Eso dicen. Suponiendo que esto sea cierto, en la zona del hígado se presentan ocasionalmente unos dolores que pueden ser de dos tipos: unos lo que yo llamo *dolores fantasma* porque van y vienen y no son demasiado fuertes, más bien digamos una incomodidad; y otros que se manifiestan con punzadas dolorosas que no dejan lugar a dudas. También en ese caso el problema se resolverá rápidamente aplicando compresas calientes y húmedas. O un imán por la cara norte si estamos fuera de casa y no podemos preparar las compresas.

Cuando digo «compresas calientes» quiero decir coger una toallita de mano, mojarla en agua calentada al fuego (el agua del grifo no sale bastante caliente), escurrirla y aplicarla sobre la zona. Será pues una compresa tan caliente como la persona pueda soportar, y si encima de esa compresa aplicamos una bolsa de agua caliente, su efecto será más duradero y no tendremos que estar repitiendo la operación a cada rato. Está claro que el aplicar la bolsa de goma de agua directamente sobre la zona dolorida no es una compresa *húmeda,* aunque dentro de la bolsa haya agua.

También para el hígado y la vesícula es útil la aplicación de un imán de 3800 gauss. Incluso, en el caso de que se esté fuera de casa y sea imposible aplicar las compresas húmedas, será un buen alivio el aplicar el imán hasta que regresemos y podamos hacernos el tratamiento completo. La aplicación del imán se puede hacer tranquilamente aunque se esté con gente, ya sea introduciéndolo debajo de la ropa y colocándolo en su sitio, o manteniéndolo disimuladamente en su sitio por encima de la ropa.

Si el problema está en el hígado o la vesícula, será muy útil y beneficioso hacerse una tisana de cinco hierbas (cardo bendito, cardo mariano flor, ajenjo, diente de león y menta piperita, a partes iguales. Se pedirá en el herbolario que preparen la mezcla) que también ayudará a resolver el problema. La infusión se hará a razón de una cucharadita de postre para una taza de agua, se deja reposar 20 minutos, se pasa por el colador y se bebe sin endulzar. Es muy amarga, y por ello mismo muy beneficiosa para el hígado.

En el caso de furúnculos dolorosos, además de cambiar la dieta de manera radical, eliminando azúcares, grasas, fritos, chocolate, embutidos y carnes de cualquier tipo (todos ellos alimentos excesivamente acidificantes), será de gran ayuda para hacerlos madurar y eliminarlos más rápidamente, el aplicar compresas calientes y húmedas sobre la zona afectada.

Ocasionalmente, estos furúnculos pueden estar causados por alguna bacteria o un virus que hayamos introducido en nuestro cuerpo a través de la alimentación o del contacto con alguien o algo que estuviera infectado, sobre todo si hemos viajado a países tropicales o subtropicales. He conocido a personas aquejadas de furúnculos dolorosísimos que, habiendo acudido a algún especialista de medicina tropical, recibieron como única respuesta en primera instancia: «eso no es nada». En un segundo intento, la idea original había consistido en extirpar el furúnculo quirúrgicamente, lo que había hecho que su contenido se esparciese por una zona más amplia de la que ya estaba afectada. Las siguientes veces los remedios fueron antibióticos cada vez más fuertes que no produjeron ningún resultado, aparte de los problemas previsibles en estómago, hígado, riñones.

Finalmente, los furúnculos desaparecieron con la aplicación de compresas calientes y húmedas. Eso sí, tardaron un tiempo, pero el remedio no causó ningún «daño colateral».

El alpiste

El alpiste, *Phalaris canariensis,* es una poácea, es decir, de la misma familia que el trigo, y es conocido principalmente por su uso para alimentar a los pájaros. Sin embargo, ese alpiste no es apropiado para uso humano, ya que su involucro externo contiene unas espículas silíceas que son perjudiciales, e incluso pueden ser cancerígenas. Pero por medio de un procedimiento mecánico y químico (con etanol) se han podido eliminar esas espículas silíceas, y por consiguiente dejar el alpiste en las condiciones adecuadas para la alimentación humana.

En la actualidad el alpiste se cultiva en muchas partes del mundo, no sólo para alimentar a los pájaros, sino también como alimento humano. Es rico en aminoácidos, proteínas y enzimas, y tiene la capacidad de desinflamar el hígado y los riñones, aumentar la diuresis, regenerar el páncreas y, por consiguiente, es bueno para los diabéticos. Es bueno también para la hipertensión y para controlar el peso, y produce una recarga enzimática considerable.

Su preparación es sencilla. Por la noche se ponen en remojo cinco cucharadas soperas de alpiste libre de la fibra silícea. A la mañana siguiente, se escurre y se coloca en la licuadora, se completa con una cantidad suficiente de agua pura y se muele. Se cuela, escurriendo bien el residuo molido y ya está listo para beber. El resultado será una especie de leche vegetal de sabor agradable, muy energética y alcalinizante, y estará más o menos concentrada según la cantidad de agua que se le añada.

Se recomienda tomar un vaso por la mañana y uno por la noche antes de acostarse de esta leche sin endulzar y sin mezclar con fruta u otras sustancias dulces, ya que el azúcar es acidificante y destruiría las enzimas.

El alpiste es útil también para eliminar el colesterol, y en el apartado de recetas se encontrarán las instrucciones para su uso.

La arcilla

La arcilla es un material natural producido por la meteorización de las rocas. Por consiguiente, según sea la roca de origen (y por lo tanto el color) tendrá una composición u otra. Hay arcillas más bastas y otras más finas, y se usarán unas u otras según sean las propiedades que se necesiten. Se pueden utilizar tanto en uso interno como externo, y en todos los casos habrá que asegurarse de que estén libres de bacterias y de contaminantes.

La arcilla se usaba ya en la antigüedad con fines medicinales y cosméticos, aunque es de suponer que no se sometía a los procesos de higienización a los que se somete hoy en día.

Hay arcillas de distintos colores naturales, como la arcilla blanca (caolín), la roja o la verde. También pueden estar combinadas, por ejemplo la blanca con la roja. En síntesis, la arcilla tiene múltiples utilidades: tomada por vía interna servirá para los problemas gastrointestinales, es antiparasitaria y remineralizante. En principio se toma sólo el agua en la cual se ha disuelto la arcilla, después de que ésta se haya posado en el fondo. Para este fin se utiliza únicamente arcilla muy fina. Algunas personas se toman todo, el agua y el polvo, pero puede provocar estreñimiento, y mucho dependerá del estado del estómago de quien lo toma.

Este tratamiento por vía interna puede incluso que en un primer momento produzca un agravamiento de los síntomas, pero si son soportables será bueno seguir para permitir que la arcilla drene, desinfecte, cicatrice y normalice el estado de los órganos. Con la arcilla se pueden hacer también enemas y duchas vaginales, y se seguirán las mismas precauciones que para la arcilla tomada por vía oral.

La arcilla se diluye con agua mineral o purificada, preferiblemente tibia. Para uso interno se diluirá una cucharada la noche anterior y se tomará por la mañana en ayunas sólo el agua. Como precaución, si se está siguiendo un tratamiento médico, ya sea alopático u homeopático, será bueno consultar con el facultativo antes de lanzarse a hacer la cura de arcilla, ya que ésta podría alterar los efectos de los medicamentos. Lo mismo dígase si se padece algún trastorno grave.

Su uso está totalmente desaconsejado en el caso de que se haya ingerido aceite de parafina en los días que preceden al uso de la arcilla.

Para uso externo se utilizará únicamente arcilla muy fina, con la que se harán mascarillas terapéuticas o de belleza. Son muy útiles las aplicaciones de arcilla en el caso de psoriasis, eccemas y ulceraciones, y se aconseja en sustitución del talco para los bebés. En el caso de que lo que se quiera hacer sean compresas o cataplasmas, se mezclará la cantidad necesaria con agua suficiente para obtener una pasta consistente que se aplicará o bien directamente sobre la parte a tratar, o entre dos gasas para hacer una cataplasma.

La preparación de la arcilla deberá hacerse en un recipiente de loza o vidrio grueso, utilizando una espátula o cuchara de madera, nunca se pondrá en contacto con objetos de metal o de vidrio fino (éste podría estallar). Terminada la aplicación, que podrá durar entre pocos minutos y hasta tres horas, se lavará la parte tratada con agua tibia únicamente. Una vez utilizada, la arcilla deberá desecharse.

Para tener todas las garantías de higiene, la arcilla deberá comprarse en los establecimientos apropiados, ya sea farmacias o herbolarios. No servirá coger tierra en el campo, ni siquiera para aplicaciones externas, ya que con toda seguridad estará contaminada y podría causar problemas serios.

El aspartamo

El aspartamo es uno de los muchos endulzantes artificiales que utilizan los fabricantes de alimentos en sustitución del azúcar. Se empezó a utilizar en los años ochenta del siglo pasado, y sus únicas virtudes son el ser acalórico y el tener un poder endulzante unas 200 veces superior al del azúcar. Es un producto químico que ha sido aprobado por muchos países como seguro, mientras que las investigaciones independientes de laboratorios serios le atribuyen la responsabilidad de ser causante de cáncer. Suponiendo que esto no sea correcto para los 21 mg diarios por kilo de peso aprobados para consumo humano, no hemos de olvidar que los efectos y peligros del aspartamo se han de sumar a los efectos y peligros del contenido en muchos otros alimentos o productos de uso diario, de manera que en algún momento esos 21 mg podrían ser la gota que hiciera rebasar la copa.

Una vez ingerido, bajo determinadas condiciones, el aspartamo desarrolla en el hígado varios compuestos, entre ellos el formaldehído, del cual no se puede decir nada bueno para nuestra salud. El que tenga el respaldo de la Administración Americana para los Alimentos, la FDA, y de la Autoridad Europea para la Seguridad Alimentaria, EFSA (ambos con sus siglas en inglés) no es ninguna garantía, puesto que ese respaldo ha sido dado también a los transgénicos sin que para ello haya mediado ninguna investigación seria independiente, sino, como es habitual en el sector, que las investigaciones siempre han sido financiadas por los fabricantes.

Curiosamente, el aspartamo se comercializa por varias compañías, entre ellas encontramos la marca Natreen, que es también la que ahora comercializa, con el nombre de Natreen Stevia, el extracto de *Stevia rebaudiana,* anunciándola como «una manera saludable» de endulzar los alimentos. ¿Significa esto un reconocimiento de que el aspartamo no es saludable? La *Stevia* es una planta originaria de Centro y Sudamérica que en los últimos años se ha difundido mucho por todas partes, es fácilmente cultivable en una maceta y su capacidad endulzante es unas 300 veces superior a la del azúcar.

Según sus promotores es tolerada por los diabéticos, y no sólo eso, sino que les ayudaría a normalizar el estado del páncreas, y por consiguiente a producir de manera natural la insulina que ahora han de tomar para suplir la que les falta.

El azúcar

El azúcar, ese elemento dulce que consumimos con fruición, que nos hace sentir «bien» (temporalmente), que, bajo varias formas, damos a nuestros hijos como premio porque se han portado bien, o como coacción para que nos dejen en paz, el azúcar, digo, esconde una amarga verdad: es una *droga*. Y lo es en el sentido de que crea dependencia, además de estar entre las causas de la obesidad, la diabetes, la hipertensión y otras. Según Robert Lustig, profesor de la UCLA, Universidad de Los Ángeles, la culpa de todo la tiene la fructosa, uno de los componentes del azúcar, que estimula una producción excesiva de dopamina (esa catecolamina que nos hace sentir placer), haciendo que el hígado fabrique grasa. Y con eso ya tenemos abierto el camino hacia la obesidad, la diabetes y el colesterol.

Ese exceso de dopamina provoca que los sensores de las células disminuyan en número, ya que al haber tanta es más fácil individuarla, y de esta manera nuestro organismo necesita cada vez más dopamina para sentir el mismo placer, exactamente como sucede con las drogas.

En una conferencia dada en Milán, en el Foro Internacional sobre Alimentos y Nutrición, el doctor Lustig afirmaba que el azúcar debería estar incluido entre las sustancias peligrosas,[1] y lo hacía directamente responsable de la obesidad (¿cuántos niños y adultos obesos vemos hoy en día?), la diabetes, el colesterol, la hipertensión, las enfermedades cardiovasculares.

No engordamos porque sí, engordamos porque consumimos alimentos equivocados y en exceso. Aparte del azúcar que podamos consumir como tal, y el que está contenido en alimentos como los cereales y otros, tenemos un porcentaje muy elevado de azúcar en las bebidas comerciales (por ejemplo, una lata de Coca-Cola contiene el equivalente a cinco cucharaditas de azúcar), y otras cantidades de azúcar «oculto» del que ni siquiera somos conscientes.

Cuando veo a unos padres, o abuelos, o quien sea, darle un caramelo tras otro a un niño, se me pone la piel de gallina y tengo la tentación de intervenir y explicarles el daño que le están haciendo a la criatura. Pero he de frenarme, porque sé que el no darle esos caramelos desencadenaría una reacción de lloros y gritos, que esos padres o abuelos seguramente no

---

1 Se puede seguir su conferencia en YouTube, bajo el título de *The Bitter Truth*.

estarían dispuestos a soportar. Además, no olvidemos el otro elemento «peligroso» de nuestras vidas, la televisión, en la cual continuamente se están publicitando los dulces, las bebidas comerciales, y otros alimentos perjudiciales. La mayor parte de las veces dirigidos precisamente a la infancia.

Se necesita una labor intensa de concienciación de la población para enseñar que el azúcar es un veneno, un dulce veneno como dice el título de un libro.[2] La televisión podría ser el instrumento adecuado para llevar a cabo esta labor, pero chocaría con los intereses de una industria que ciertamente no estaría dispuesta a renunciar a sus beneficios.

El azufre

Durante siglos se ha utilizado el azufre para usos terapéuticos, principalmente para problemas de la piel. Ya Hipócrates recomendaba su uso. El azufre es un metaloide de color amarillo y olor característico. Encontramos compuestos azufrados en la cebolla, el ajo o el puerro, y son los que trasmiten a estas hortalizas su poder curativo. El azufre es antifúngico, antiparasitario, elimina el picor, además de tener muchas aplicaciones sobre todo para las patologías de la piel. Es cierto que su aplicación puede provocar dermatitis e irritaciones temporales, pero esto no le quita su valor terapéutico.

---

2   *Sweet Poison: why Sugar Makes us Fat,* David Gillespie, publicado por Penguin Books.

En otro tipo de presentación (en barras), el azufre sirve también para quitar dolores de distintos tipos, haciendo rodar la barra sobre la zona dolorida. Cuando el dolor desaparece la barra espontáneamente se parte. Hay otras utilidades para el azufre que indicaremos en el apartado «Recetas».

El bicarbonato sódico

El bicarbonato es algo que nunca debería de faltar en el hogar. Es barato, fácil de conseguir, no se deteriora con el paso del tiempo y tiene muchas valiosas aplicaciones, tanto para las personas como para el hogar.

Una de ellas, quizá la más importante, es su utilización en el caso de hongos en la piel, es decir, aquellos molestos microorganismos que nos producen manchas en la piel, nos deforman las uñas y nos causan picores.

Su utilización es sencilla. Si tenemos hongos en las uñas de pies o manos, disolveremos una cucharada de bicarbonato en un par de litros de agua caliente y pondremos en remojo las extremidades afectadas. Este remojo habrá de durar por lo menos un cuarto de hora, y se repetirá mañana y noche durante un mes. El agua caliente ayudará a dilatar los poros y permitirá que el efecto del bicarbonato penetre en profundidad. Después de un mes, los hongos deberían haber muerto y las uñas deberían estar creciendo sanas y fuertes. De todos modos se aconseja seguir los baños durante un tiempo una vez al día para asegurarse de que los hongos no vuelvan a aparecer. Después del baño con el bicarbonato no habrá que enjuagar la parte afectada, simplemente se secará con una toalla suave y sin frotar.

Será de ayuda para que los hongos no vuelvan a manifestarse el llevar calzado abierto cuando el tiempo lo permita, y en todo caso ser muy cuidadosos con la higiene de los pies, utilizando siempre calcetines de algodón y zapatos que respiren (no zapatillas de deporte).

Cuando los hongos se encuentran en la boca, entonces se los llama aftas o muguet. También aquí el bicarbonato es muy útil. Para combatir esas aftas tan molestas habrá que hacer enjuagues varias veces al día (por lo menos después de cada comida) con agua y bicarbonato, manteniendo la solución en la boca durante un rato para permitirle actuar. Esto no quita que haya que buscar las causas, que podrán ser debidas a una mala alimentación, a carencias de determinadas vitaminas y elementos en nuestra dieta, al consumo de azúcares de todo tipo, a una falta de higiene o a la presencia de cándida.

Siempre en el ámbito de la boca, el bicarbonato es muy aconsejable en sustitución de la pasta de dientes: al tiempo que limpia desinfecta.

Si el muguet lo tienen niños pequeños (es muy frecuente en los recién nacidos) y no se pueden hacer enjuagues, entonces se preparará la solución y con un algodoncito se darán toques en la zona afectada, hasta que el hongo haya desaparecido.

En el caso de dolor de garganta, igualmente se harán gárgaras con esa solución hasta que la inflamación desaparezca.

Los picores vaginales están causados principalmente por la presencia de *Candida albicans,* aunque también las aftas puedes estar causadas por la *Candida.* Se trata de una levadura que con el tiempo se convierte en hongo y produce picores dolorosos en la zona vaginal y perianal. También en este caso, como coadyuvante en el tratamiento médico de la candidiasis, será de gran alivio el lavarse con agua en la cual se habrá disuelto bicarbonato.[3]

En el caso de manchas en la piel causadas por hongos, o también micosis entre los dedos, en el pliegue del brazo o de la rodilla, o en cualquier otra parte del cuerpo donde, a causa del sobrepeso, se formen pliegues poco aireados, será igualmente útil el bicarbonato. Si es posible sumergiremos la parte afectada en una solución de agua con bicarbonato. De no ser posible por su posición, entonces haremos aplicaciones de la misma solución con una gasa o un algodón varias veces al día. Si el problema es en la cara, será fácil lavarse con esa agua. También será útil el lavarse la cara con agua y bicarbonato en los casos en que se presenten granitos y pequeñas impurezas.

El bicarbonato se ha demostrado útil también en otros casos. Por ejemplo, en el de una señora que tenía la piel de la cara en estado precanceroso, y en la cual no habían hecho efecto ninguno de los remedios propuestos por su dermatóloga, que ya vislumbraba la necesidad de operar. Siguiendo un buen consejo, esta señora (muy escéptica al

---

3   Para saber más sobre este tema se aconseja la lectura del libro *Candidiasis, verdades y mentiras de una enfermedad,* de la misma autora y publicado por Ediciones Obelisco.

principio, todo hay que decirlo) empezó a lavarse con agua y bicarbonato; en pocos días su cara mejoró y, más importante aún, se alejó de ella la amenaza de una intervención quirúrgica. Ahora, de vez en cuando, cuando observa que su piel amenaza nuevamente con descontrolarse, se lava durante unos días con agua y bicarbonato, y todo vuelve a la normalidad.

Después de cada aplicación no habrá que enjuagar la parte lavada con bicarbonato, sino que se secará suavemente con una toalla.

Y ¿por qué el bicarbonato se aconseja para tantas afecciones diferentes? Parecería que lo cure todo... La razón es sencilla. Las bacterias y los hongos necesitan un medio ácido para desarrollarse, mientras que el bicarbonato sódico es alcalino. Si modificamos el hábitat de nuestros huéspedes indeseados, éstos morirán o emigrarán, y nos dejarán en paz.

La cebolla

Como el agua caliente, la cebolla es otra humilde inquilina en nuestras casas, y por estar tan vista y ser tan conocida, ignoramos sus grandes virtudes ocultas.

La cebolla cocida es laxante y diurética, aunque cruda es más diurética que cocida, pero su olor puede ser un problema que impida su uso. Tampoco hay que olvidar que algunas personas no pueden comer cebolla cruda por los dolores de estómago que les produce. Es útil en los casos de hipertensión, y su jugo aplicado sobre las picaduras de insectos ayuda a eliminar la inflamación y el picor.

Una cebolla cortada en trozos y colocada en un platito sobre la mesita de noche de un enfermo, no sólo desinfectará el aire de la habitación, sino que el enfermo se recuperará rápidamente si lo que tenía era un resfriado o una gripe.

Otra utilidad de la cebolla es para eliminar callos y duricias:

—Cada mañana se lavarán los pies con bicarbonato húmedo, frotando enérgicamente las duricias, o con alcohol de romero.

—Por la noche se aplica el corazón de la cebolla, fijándolo con una venda o calcetín, que dormirá la planta del pie y eliminará el dolor.

—De día, después de lavar nuevamente los pies como se explica en el punto primero, se aplica aceite esencial de canela (en herboristerías), que contribuirá a eliminar el dolor durante el día.

—A los 10-15 días se empieza a rascar o raspar la planta del pie para ir despegando la piel muerta.

—Se sigue el tratamiento durante un mes, repitiendo las distintas operaciones. Si se hace todo de la manera indicada, las duricias no volverán a aparecer.

También es muy útil para recuperar la voz en los casos de afonía. Para ello picamos una cebolla y la ponemos en un cuenco con 2 cucharadas de azúcar. La dejamos reposar durante 8 horas en un lugar fresco (no en la nevera) y tapada. Pasado ese tiempo, se cuela, se añade el zumo de un limón y se bebe el jugo resultante a lo largo del día.

En el libro *Las plantas medicinales,* de Pío Font Quer, se da una receta del doctor Leclerc para eliminar los edemas, que queremos copiar:

Se rallan 300 g de cebolla cruda a la que se le añaden 100 g de miel blanca. A la pasta resultante se le incorporan poco a poco 600 ml de vino blanco. Se agita bien y se deja reposar unas 24 horas. Luego se tomarán entre 2 y 4 cucharadas soperas de este vino de cebolla cada día. Al actuar como un potente diurético, eliminará en pocos días los edemas.

Los enemas de café

Como ya he dicho más arriba, el estilo de vida moderno nos expone continuamente y nos marca para que en algún momento de nuestras vidas desarrollemos alguna enfermedad, desde las más leves hasta las más serias, que en estos tiempos han sido definidas como «genéticas». Es verdad que la genética nos predispone para contraer ciertas enfermedades, pero su influencia no es lo más importante. Es mucho más grave el descontrol que aporta a nuestro organismo el estar sometidos continuamente a estrés (tanto laboral como personal) y a una alimentación equivocada en muchos sentidos. Por un lado está el tipo de alimento, pero por otro también están los contaminantes que contiene, que dependen del grado de elaboración de los alimentos, de los aditivos añadidos –tales como colorantes (innecesarios), conservantes (tóxicos), saborizantes (inútiles y tóxicos), endurecedores (¿para qué?)–, del sistema y tiempo de elaboración utilizado (por ejemplo horno de microondas), tiempo y lugar de almacenamiento… y muchos otros que exigirían un libro exclusivamente para hablar del tema.

Todo esto hace que nuestro sistema inmunitario acabe viendo mermada su función de defensa, que poco a poco se vaya debilitando y que finalmente deje hacer su trabajo y nosotros enfermemos. El principal órgano afectado por todo ello es el hígado, y como consecuencia el estómago, el páncreas, el bazo y el intestino. Cuando llegamos a este nivel de afectación, nuestra salud está ya muy mal, y sólo una acción a fondo podrá salvarnos de desarrollar alguna enfermedad grave.

Esta acción consistirá por un lado en una limpieza radical de nuestro organismo, que tendrá como consecuencia un cambio total de alimentación. Yo no como carne, pero no voy a abogar aquí por que todo el mundo se vuelva vegetariano, no tendría sentido. El dejar de comer carne no es sólo eso, sino que implica una acción y evolución mucho más profunda, y cada cual decidirá si quiere abordarla y cuándo quiere hacerlo. Pero sí voy a insistir en que muchas personas comen *demasiada* carne, y demasiado pocas verduras y frutas. Si vamos a comer carne, habría que asegurarse de su proveniencia y de cómo han sido criados y sacrificados los animales. De esta manera se podrá reducir el número de toxinas introducidas en el organismo.

En cuanto a la limpieza radical de la cual hablaba, consiste en limpiar todos esos órganos que son tan necesarios para una vida sana, y para ello empezaremos por el hígado y el intestino. Si limpiamos estos dos, los otros poco a poco se irán limpiando y recuperarán su funcionalidad.

El doctor Max Gerson, allá por los años treinta del siglo pasado, llegó a la conclusión de que las enfermedades, incluyendo las enfermedades degenerativas, eran la consecuencia de una alimentación equivocada y llena de toxinas, y que el primer paso era precisamente el de desintoxicar el cuerpo, y luego tratarlo con minerales, vitaminas, y enzimas *oxidificantes* hasta reactivar la capacidad del cuerpo de producir estos últimos.

Pero esto no es todo, es imprescindible y necesario limpiar el hígado y el intestino, y esto se consigue precisamente con los enemas de café. Aparentemente, la cafeína que pasa del café al agua estimula el hígado, que así expulsa las toxinas contenidas en él, en la vesícula y en el intestino. En el caso de enfermedades serias, la sugerencia es que se repita el enema hasta cinco veces al día. En el apartado «Recetas» se explica el modo de prepararlo y de utilizarlo.

El glutamato monosódico, o GMS

El glutamato monosódico es un potenciador del sabor que se utiliza en grandes cantidades en las cocinas orientales, sobre todo la china, pero también en las cocinas occidentales. Esta sustancia fue descubierta a principios del siglo pasado en Japón, y de allí se extendió fácilmente a los demás países. Si bien la FDA (la agencia norteamericana que establece la inocuidad o toxicidad de alimentos y medicamentos para EE. UU.) ha declarado repetidamente que el GMS no tiene toxicidad para los seres humanos, sin embargo hay estudios que demuestran que según las cantidades ingeridas puede tener efectos perjudiciales sobre la salud, desde problemas de visión a reacciones alérgicas, asma, problemas de memoria e incluso cáncer.

Se ha demostrado su efecto negativo sobre los enfermos diabéticos y los que tienen fibromialgia, además de que actúa sobre el hipotálamo creando adicción y por consiguiente una tendencia a la obesidad, ya que actúa sobre los mecanismos reguladores del apetito.

En la actualidad, el GMS se encuentra en gran cantidad de alimentos, ya sea declarado o no. El número del Sistema Internacional de Numeración por el que se le conoce es el E621, y muchas veces vemos estos números y no caemos en la cuenta de que los compuestos a los que se refieren puedan ser perjudiciales.

Si en épocas de pobreza (tiempos de guerra, o de entreguerras) el uso del GMS podía estar justificado para dar un poco de sabor a una alimentación carencial, en la actualidad esto ya no se justifica, por lo menos en Occidente, donde sería bueno que aprendiéramos a valorar los alimentos por lo que son, sin necesidad de aditivos dudosos o perjudiciales.

La irradiación de los alimentos

La irradiación de los alimentos se lleva a cabo para alargar su vida útil y evitar que se deterioren. Este proceso se realiza mediante la utilización de rayos gamma, rayos X y electrones acelerados. Si bien estos tratamientos están aceptados por organismos internacionales, tales como la FAO, la OMS y otros, no es seguro que sean totalmente innocuos. Es verdad que su uso no convierte los alimentos en radiactivos, pero todavía no se ha demostrado de manera fehaciente que, por un lado, los alimentos irradiados sean seguros para el consumidor humano, y por otra, que en el proceso no se hayan perdido una parte de sus nutrientes.

La irradiación se aplica tanto a hortalizas y frutas como a carnes crudas o elaboradas, con la finalidad de destruir bacterias y otros contaminantes que puedan contener.

Esta técnica es de amplia aplicación en países como EE. UU. y del norte de Europa. Además de las dudas indicadas arriba, sus detractores también apuntan al hecho de que los compuestos químicos residuales en los alimentos irradiados (2-ACB) aparentemente causan tumores en los animales en los que se han probado.

Otros de los problemas detectados son la pérdida de la vitamina A, y parcialmente de la B y la E, y que en los alimentos con grasas se forman radicales libres. Además la irradiación puede hacer que los alimentos cambien de color y de sabor.

Los alimentos irradiados deberían estar marcados, según la normativa vigente, pero ni los fabricantes lo hacen ni las autoridades exigen que se haga, de manera que el consumidor, una vez más, está a merced de lo que le quieran vender, sin poder decidir si desea consumir esos alimentos o no.

Sin embargo, el hecho de que haya tanto secretismo sobre el tema no hace presagiar nada bueno, y lo menos grave que se puede decir es que todavía no hay seguridad de que no vayan a ser perjudiciales, a expensas de que en algún momento se descubra que efectivamente son perjudiciales y que las autoridades *competentes* siempre lo habían sabido.

Por ello, siempre que tengamos la posibilidad, será mejor optar por alimentos no irradiados, a la espera de saber con certeza que son realmente innocuos para la salud.

No hay que olvidar que cada vez aparecen más enfermedades cuyo origen se desconoce, y de algún sitio habrán de proceder. ¿O no?

El limón y la vitamina C

En nuestros países mediterráneos el limón es una de las bendiciones más valiosas que nos ha dado la naturaleza, a pesar de que en realidad proceda de otras tierras. Además de ser rico en vitamina C, tiene muchas otras virtudes, por ejemplo, a pesar de ser muy ácido, es alcalinizante, lo cual es siempre útil sobre todo en estos tiempos en que la mayor parte de los alimentos que consumimos son acidificantes.

El zumo de un limón, añadido a la última agua de aclarado, sirve como suavizante de los cabellos rubios, además de mantener su color y evitar que se oscurezcan con el tiempo.

Para un resfriado en sus inicios, es muy beneficioso hacer hervir unos minutos el zumo de un limón en 200 ml de agua, a la cual se habrá añadido una cucharadita de miel y unos clavos de olor. Se cuela todo y se bebe bien caliente. Hay quien en lugar de agua, hace hervir el zumo del limón en un vaso de vino tinto, además de la miel y de los clavos de olor. Esta receta formaba parte de la farmacopea casera de mi suegra, que la utilizaba con gran afición cada vez que en su casa alguien estaba resfriado. Además, el zumo del limón mezclado con agua es también fantástico para hacer gárgaras cuando se tiene dolor de garganta.

Por otra parte, el zumo de un limón mezclado con una pizca de sal de mesa sirve en los casos en que sea necesario actuar en un trastorno del hígado o de la vesícula. Combinado con la aplicación de compresas calientes y húmedas, como hemos explicado más arriba, será todavía más efectivo.

Recientemente han empezado a aparecer en internet informaciones varias sobre la utilidad del limón en el tratamiento contra el cáncer. Puesto que carezco de pruebas, y que internet se está convirtiendo cada vez más en el refugio de individuos que en la red pueden dar libre salida a sus fantasías o a sus noticias bien o mal intencionadas, no voy a ahondar en el tema…

Donde sí me consta la utilidad de la vitamina C es en las personas que están siguiendo un tratamiento de quimio o radioterapia relacionada con un cáncer, ya que la vitamina C tomada en grandes cantidades (no es suficiente comerse 1, 5 o 10 limones al día, ya que estamos hablando de varios gramos diarios de vitamina C) puede paliar los efectos negativos de las terapias y hacer la vida más llevadera para los enfermos. El doctor Linus Pauling, dos veces premio Nobel de Medicina, sugería una dosis de hasta 16 g diarios de vitamina C. Sin embargo, puesto que dicha cantidad habría tenido efectos negativos sobre las mucosas del estómago, se había de suministrar en forma líquida y por vía venosa. Sé con certeza que en varias clínicas de EE. UU., que hacen tratamientos alternativos, se aplica esta terapia en los enfermos de cáncer.[4]

---

4   Para más información sobre esta terapia y las clínicas que la aplican en EE. UU. y México (Tijuana), véase *Definitive Guide to Cancer*, W. John Diamond, M.D., *et al.*

La linaza

La semilla del lino, o linaza, puesta en remojo, suelta una especie de mucílago que siempre se ha considerado un buen remedio para corregir el estreñimiento. Y si es cierto que esa agua, bebida, ayuda en los problemas intestinales y mejora la calidad del cutis, no es menos cierto que las semillas, así ingeridas, salen totalmente intactas, con lo cual se pierden sus grandes virtudes para el organismo.

Un modo mejor de utilizar estas semillas es moliéndolas y agregándolas a otros alimentos, como por ejemplo las sopas, o el yogur o los zumos de frutas. Su gran contenido en fibra la hace muy útil para el control del colesterol, para bajar de peso, controlar el estreñimiento y mejorar la gastritis y la acidez de estómago. También ayuda a eliminar los gases. Es una bendición para los diabéticos, ya que controla el azúcar.

Las semillas de lino contienen ácidos grasos esenciales omega 3, 6 y 9, ayudan a los diabéticos en el control del azúcar y mejoran la flora intestinal. Al eliminar las toxinas, ayudan a mejorar las alergias y las enfermedades de la piel. La pueden tomar tanto los niños de corta edad como las personas ancianas, a todos les aportará algo bueno.

Se aconseja tomar dos cucharadas soperas al día, molidas finas (por ejemplo en un molinillo de café), y espolvoreadas sobre los alimentos. Si es demasiada cantidad para tomar de una sola vez, se puede repartir en dos tomas.

La miel

Como todos saben, la miel es un producto que crean las abejas a partir de las flores. Se ha dado en llamar «miel» a muchos otros productos, tales como los jarabes concentrados del arroz, del maíz, de la manzana, de la caña de azúcar, y de cualquier otro alimento que contenga una parte, aunque sea pequeña, de azúcar. A estos productos también se les llama «siropes», y no tienen nada que ver con la miel auténtica. En rigor, la palabra «miel» sólo se refiere a la producida por las abejas a partir del néctar que extraen de las flores. A menudo, sobre todo en el caso de las mieles más comerciales, esa «miel» es «fabricada» por las abejas partiendo de un jarabe de azúcar (y no del néctar de las flores), al que se le ha añadido algún aroma, posiblemente artificial, que algunos productores ponen en vasijas en las proximidades de los panales. Eso no es miel, ya que carece de los principios activos que le deberían conferir las flores si fuera realmente producida a partir de su néctar, y no deja de ser un vulgar jarabe sin utilidad alguna. Además de ser un fraude, claro está.

Aquí, cuando hablamos de miel nos referimos a la miel auténtica, la que producen las abejas tras la elaboración del néctar extraído de las flores. Esta miel tendrá muchas virtudes diferentes que variarán según las flores de las cuales proceda.

En los casos de catarro bronquial será de gran utilidad la siguiente preparación. Se rebanará una cebolla que se colocará en un cuenco y se le añadirán unas cucharadas de miel pura de eucalipto y el zumo de un limón. Se dejará reposar tapada ocho horas, o un día entero, luego se tomará el jugo resultante en dosis de una cucharadita de postre cada hora hasta que el catarro haya remitido. Si en lugar de cebolla se utiliza ajo, el jarabe resultante será incluso más efectivo.

Este jarabe también será útil cuando tengamos la garganta irritada, tomado junto con zumo de limón y unas gotas de equinácea y própolis. En este caso se retendrá un momento en la boca antes de tragarlo.

Por el contrario, si nuestro problema es una otitis dolorosa, o picores en los oídos, una gotita de miel caliente mezclada con aceite de almendras puesta en los oídos curará tanto una cosa como la otra. Tendremos la precaución, una vez puesta la gota de la mezcla, de presionar suavemente la parte externa de la oreja para que se extienda por todo el oído. Esta aplicación se repetirá varios días hasta que haya remitido el problema.

En cuanto a su uso con fines cosméticos, podemos preparar una mascarilla nutritiva mezclando una cucharada de yogur con una cucharadita de postre de miel, una pequeña cantidad de levadura de cerveza en polvo y algunas gotas de limón. Se mezcla todo muy bien en un cuenco apoyado sobre un cazo de agua caliente y se aplica sobre la piel bien limpia, dejando actuar toda la noche. A la mañana siguiente después de lavarse la cara se aplicarán las cremas correspondientes. El rostro tendrá entonces un aspecto radiante y relajado.

Los organismos modificados genéticamente

Los organismos modificados genéticamente (OMG) empezaron a ser introducidos en nuestras vidas en los años ochenta del pasado siglo. Pueden ser animales o vegetales, y han sido alterados por medio de la ingeniería genética. Hay pocos estudios independientes sobre los efectos a largo plazo de estas alteraciones, ya sea sobre los propios organismos, como sobre los seres que de ellos se nutren, sean humanos o animales.

Por otra parte, los muchos estudios que sí hay sobre el tema están financiados por las mismas empresas interesadas en que estos nuevos productos tengan salida y sean aceptados por la población sin dificultades. Por ello esos estudios tienen muy poca fiabilidad, aunque se hayan llevado a cabo en alguna universidad, ya que sólo contendrán la información que sea favorable a la empresa mandante.

La modificación transgénica hace que los productos sean más resistentes a las plagas, ya que algunos llevan incorporados los pesticidas que necesitan. Otros han sufrido una alteración de su ADN con la introducción de algún gen ajeno a la especie. Esto supone que al consumir esos organismos (vegetales o animales) estemos introduciendo en nuestro cuerpo esos plaguicidas, y esos genes extraños a lo que estamos consumiendo, y por tanto nos estemos intoxicando.

Tampoco se han estudiado los efectos a largo plazo sobre animales y seres humanos de esta manipulación genética, y ya muchos científicos independientes hablan de una profusión de nuevas enfermedades que aparecerán con el tiempo como consecuencia de estas manipulaciones.

Si bien los estudios de ingeniería genética empezaron ya en los años setenta del siglo pasado, no fue hasta los ochenta cuando se comenzó a obtener resultados, introduciendo genes humanos en animales. Con anterioridad, el hombre ya había intentado mejorar las especies, tanto animales como vegetales, por medio de cruzamientos, pero siempre dentro de la especie. Es decir, que se buscaba un animal con características especiales para cruzarlo con otro que tuviera mucha fuerza, o produjera mucha leche, o lo que fuera y se cruzaban para incrementar o mejorar esas características. Lo mismo se hacía con las plantas.

Sin embargo, cuando hablamos de ingeniería genética nos referimos a la manipulación del capital genético de un animal o una planta, en el que se introducen genes de otras especies, es decir, se produce un salto entre especies, de cuyas consecuencias no se quiere hablar. Se ha dicho que esto iba a ser la solución del hambre en el mundo, pero es una falacia. El hambre en el mundo se resolvería con una mejor distribución de los alimentos y de su producción. La finalidad declarada de las empresas de biotecnología, como Monsanto y otras, en 1999 era que en un futuro ideal de 15 a 20 años, el 100 por 100 de todas las semillas comerciales fueran transgénicas y estuvieran patentadas. Esto significaría el final de las semillas naturales, y por consiguiente la total dependencia de la población mundial de los alimentos modificados genéticamente y de las empresas que los comercializaran.

En 1998 ya había, oficialmente, soja, maíz, cebada, tomates y patatas modificados genéticamente, y hacía cerca de veinte años que se comercializaban en Estados Unidos, aunque sin hacer mucho ruido y sin que la población fuera consciente de ello. En Europa, los gobiernos estaban llevando a cabo estudios para conocer el alcance de los efectos de la nueva tecnología y poder introducir esos alimentos en el mercado. Naturalmente, Monsanto y el Gobierno de EE. UU. estaban presionando para que se abrieran los mercados europeos a las importaciones y al cultivo de las nuevas variedades. Para asegurarse la aprobación de los gobiernos europeos, Monsanto desembolsaba grandes cantidades de dinero, ya fuera para los laboratorios de análisis, como para los parlamentarios.

En el Reino Unido también hacía tiempo que se vendían alimentos MG sin informar a la población. Cuando el profesor Arpad Pusztai, jefe del equipo del Instituto Rowett en Aberdeen, Escocia, presentó el resultado de su investigación recomendando que no se autorizara dicha comercialización hasta no tener estudios más exhaustivos, se armó un gran revuelo, y la solución que se encontró al problema fue la de suspender a Pusztai de su empleo y desprestigiarlo ante la opinión pública internacional.

Aparte de las implicaciones políticas y las luchas entre facciones por hacerse con un mercado de alcance global, lo que a nosotros nos interesa es saber qué efectos pueda esto tener en la salud de los seres humanos y de los animales que consuman estos alimentos.

Si bien no hay estudios concluyentes sobre la toxicidad general de los OMG, hay evidencias de que animales de consumo humano han muerto al ser alimentados con maíz transgénico, por ejemplo. Por otra parte, la idea de comer carne o verduras o frutas en los que hayan sido introducidos genes de ratas, o de polilla o que hayan sido manipulados para producir sus propios insecticidas no es del todo atractiva, y salta a la vista que no puede ser del todo buena.

Por ello es importante leer las etiquetas, y preguntar, e investigar si hace falta, para asegurarse de que no se están consumiendo alimentos de ingeniería genética. Hasta la fecha no se sabe todavía el efecto a medio y largo plazo de este tipo de alimentación en los humanos, aunque sí se conocen los efectos en animales de laboratorio. El hecho de que los gobiernos en bloque, y los políticos en particular, hayan mentido tan descaradamente sobre la seguridad de estos alimentos no hace presagiar nada bueno.

En todo caso queremos señalar que en la web de Greenpeace se puede encontrar información sobre las marcas que contienen o no productos modificados genéticamente.

El perejil

¿Quién lo diría? El humilde perejil, ese que añadimos a las sopas, que es elemento indispensable cuando cocinamos setas, que en realidad se puede poner en casi cualquier plato, ese humilde perejil es valiosísimo en el caso de tener problemas de riñón.

Yo lo he visto usar en Suiza por una persona que ya había sido programada para recibir diálisis. Esta señora cada día cogía una gran montaña de perejil, lo ponía sobre la tabla de trinchar, y con una media luna (un cuchillo curvo con dos mangos) picaba el perejil hasta que quedaba reducido casi a una papilla. Luego lo pasaba por un chino y lo exprimía al máximo para sacarle todo el jugo. Se bebía ese jugo de un color verde intenso, medio vaso cada día, y con eso evitaba tener que acudir al hospital para la diálisis. Llevaba años haciéndolo y de momento se encontraba perfectamente, sin necesidad de tomar otros remedios.

No hace falta haber llegado al punto de necesitar diálisis. El perejil, lavado y hervido unos minutos en agua filtrada o embotellada, es fantástico cuando tenemos una infección de orina —es decir una cistitis— o una inflamación de los riñones. El agua así conseguida se va bebiendo poco a poco a lo largo del día hasta que hayan desaparecido las molestias.

También en el caso de cálculos renales esta decocción será muy útil, sobre todo si la acompañamos de compresas calientes y húmedas sobre el riñón afectado. En este caso, evidentemente, habrá que tener paciencia ya que el tratamiento será más largo.

El perejil contiene muchos precursores de la vitamina A, lo cual lo hace beneficioso para la piel. Además de añadirlo a ensaladas y guisos, se puede comer añadido a bocadillos de mantequilla, también rica en vitamina A. La razón de comerlo con mantequilla —también puede ser con aceite— es porque la vitamina A es liposoluble, y por tanto se favorece su asimilación. Esto, junto con ensaladas diarias con poca sal y ninguna especia, además mejorará las condiciones de la piel.

El vinagre

El vinagre, otro de los elementos indispensables y omnipresentes en nuestra cocina, tiene su utilidad también fuera de ella. Evidentemente, me refiero al vinagre de vino, el único que tiene derecho a este nombre, ya que la palabra «vinagre» significa «vino agrio». El vinagre es el resultado de la fermentación ácida del vino, cuanto mejor sea la calidad del vino utilizado, mejor será el vinagre que de ello resulte. Cuando el vino se vuelve agrio, «se pica» dicen los expertos, tenemos la base para hacer vinagre. Sin embargo, hay que decir que no es suficiente que se agríe el vino para tener vinagre, pues son necesarias unas enzimas concretas para que ese vino agrio se convierta en «vinagre». Estas enzimas forman una película densa en la superficie del vinagre, y son lo que en lenguaje común se ha dado en llamar la *madre* del vinagre. Los demás «vinagres» en rigor no son tales, lo mismo que los derivados alcohólicos de la manzana o del arroz no son «vinos», (aunque el diccionario de la RAE admita ese nombre para ellos) y deberían recibir otro nombre.

Todos conocemos el uso del vinagre en la cocina: se utiliza para aliñar ensaladas, tanto de verduras crudas como de otros elementos comestibles crudos o cocinados; también sirve como conservante para encurtidos, escabeches y marinadas.

Sus aplicaciones para la salud son múltiples. Es un buen desodorante de uso humano, y puede sustituir con ventaja los desodorantes químicos del comercio, incluso los llamados naturales, como la piedra de alumbre, que contiene aluminio; de hecho, ésta es un sulfato doble de alúmina (es decir, óxido de aluminio) y potasa.

Donde el vinagre tiene mucha utilidad es en el control de los piojos. Me incomoda hablar de este tema porque siempre me ha asombrado constatar la frecuencia con la cual se manifiestan estos desagradables inquilinos en España, y la «normalidad» con la cual la población los acepta… Nunca, insisto, nunca, en mis años de escuela, ni en los de mis hermanos, hubo piojos en la escuela, ni en nuestra clase ni en las demás. Tanto es así, que cuando vine a vivir a España tuve que rebuscar para encontrar un remedio natural para estos ácaros. Ese remedio es el vinagre. Se utiliza puro, sin diluir. Se calienta hasta una temperatura soportable y con él se empapa la cabeza y el pelo de la persona afectada, luego se envuelve en un gorro de ducha de plástico y se termina con una toalla alrededor de la cabeza para mantener el calor. Se deja actuar toda la noche y al día siguiente se lava la cabeza con un champú normal. Si es necesario, se vuelve a repetir la operación. En un máximo de tres días la persona estará limpia de esos incómodos inquilinos. Para ese uso se utiliza el vinagre común (es decir, de supermercado), o ácido acético.

Evidentemente, existe la opción de comprar productos de farmacia, y estoy segura de que estas «epidemias» han de reportar grandes beneficios a los laboratorios, pero el uso del vinagre nos ahorrará mucho dinero.

Otro de los usos del vinagre es para enjuagar el pelo recién lavado con una solución de agua con vinagre al 50 por 100: en este caso se aconseja su uso únicamente a las personas que tengan el cabello oscuro, y además ayudará también a eliminar la caspa.

El vino

No creemos que haga falta explicar qué es el vino. Hace miles de años que el hombre mediterráneo ha aprendido a extraer el zumo de la uva y a convertirlo en vino, y éste forma parte de la famosa dieta mediterránea: es decir, que la alimentación de la humanidad en esta parte de la geografía que se asienta alrededor del mar Mediterráneo, el Mare Nostrum de los romanos, tenía como base principal el trigo, el vino y el aceite de oliva. Luego, en tiempos recientes, el trigo ha quedado desvirtuado por las muchas manipulaciones que ha sufrido a lo largo de los siglos, sobre todo en los siglos XIX y XX. Esto no quita que se siga consumiendo en grandes cantidades y bajo distintas formas. El vino y el aceite han sufrido quizá menos trasformaciones, y se han cuidado más que el trigo. En efecto, mientras el vino y el aceite se han considerado merecedores de denominaciones de origen varias, el trigo sigue siendo eso, trigo, al cual no es seguro que, como última afrenta, no se le hayan aplicado modificaciones genéticas, como ya ha sucedido con otros vegetales de gran consumo (*véase* la patata, el tomate, el maíz, la soja, los cacahuetes...). No es casualidad que la celiaquía se haya extendido tanto, y que, también en aquellos que no son celíacos, el trigo cause frecuentemente serios problemas digestivos.

Pues bien, y hablando del vino, que es de lo que se trata en este apartado, éste tiene muchas virtudes, la primera de las cuales es la de ser un buen acompañamiento de la comida, siempre que se tome en cantidades moderadas. Un buen vino tinto facilitará la digestión, además de convertir la operación de alimentarnos en una tarea placentera. Se dice también que es un buen preventivo de las enfermedades cardíacas, ya que sus taninos mantienen las arterias limpias y ayudan a evitar la formación de ateromas. Además de los taninos, la piel de la uva negra contiene una gran cantidad de compuestos fenólicos, entre ellos el resveratrol, que se considera muy útil a la hora de proteger las lipoproteínas LDL de la oxidación. El resveratrol actúa también contra el envejecimiento y las enfermedades derivadas.

Uno de los usos más frecuentes del vino como remedio es caliente y aromatizado con especias, y sirve para combatir el resfriado o la gripe. En un cacito se pone a hervir durante unos minutos vino tinto de calidad con una rodaja de limón, unos clavos de olor y una rama de canela. Hacia el final de la cocción (unos minutos) se le añade una cucharadita de miel, se hierve un minuto más, se cuela y se bebe. Aparte de ser una bebida sumamente agradable, ayuda a superar las molestias del resfriado y de la gripe, y acorta su duración.

PARTE II

¿Qué está pasando
con nuestra salud?

Cada vez más se dan casos de sensibilidad electromagnética y de sensibilidad química múltiple, patologías o condiciones que no están reconocidas a nivel médico, por lo menos en España, aunque sí hay países que ya los reconocen y los afectados son considerados enfermos de larga duración. Lo primero que se nos ocurre, al hablar del hogar, es cómo mantenerlo limpio sin tener que acudir a los muchos productos tóxicos que podemos encontrar en los supermercados, en las droguerías y en las tiendas del barrio. Diremos en primer lugar que la promesa de los fabricantes de que esos productos mantendrán nuestros hogares libres de bacterias y de animales perjudiciales más o menos grandes, es una promesa que muchas veces no se cumple. Además, esos productos nos envenenan lentamente también a nosotros y nos causan una sensibilización a los productos químicos en general, y a todo lo que tenga *olor*, no importa si es bueno o malo.

Si pensamos que en los hospitales, donde la higiene debería ser absoluta, y donde se utilizan productos muy agresivos para conseguirlo, vemos que esa promesa no se cumple, entonces ¿cómo podemos pensar que nosotros seremos capaces de vencer las plagas, contagios y contaminaciones varias con los productos del supermercado? ¿Cuánta gente sale del hospital con alguna patología adquirida precisamente durante su estancia allí? Y en todo caso, ¿qué hay que sea tan contaminante en un hogar que necesitemos utilizar lejías, amoníacos, y otros productos incluso más fuertes para «esterilizar» nuestro hogar?

Si en el pasado en los hogares se encontraban bombillas de pocos vatios exclusivamente para la iluminación, y quizá algún pequeño aparato, como la radio, que estaban conectados a la corriente eléctrica, y por consiguiente creaban unos campos magnéticos débiles que no afectaban de manera perceptible a las personas, en la actualidad nuestros hogares están altamente electrificados y tecnificados, desde la iluminación hasta los electrodomésticos varios, tales como lavadoras, lavavajillas, cocinas eléctricas o de gas, batidoras, hornos (y no hablemos de los hornos de microondas), aparatos de música, televisores, ordenadores, teléfonos, teléfonos móviles, teléfonos inalámbricos, taladros eléctricos, y un largo etcétera.

Todos estos aparatos son muy útiles, no se puede negar, permiten que se haya alcanzado un grado de «libertad», y una capacidad de llevar a cabo tareas múltiples, sobre todo la mujer, que en el pasado no habrían sido posibles.

No hace falta ir muy lejos, en la primera mitad del siglo XX la iluminación del hogar se limitaba a unas pocas bombillas que alumbraban poco más que las velas que se habían utilizado hasta entonces, y en muchos hogares ni siquiera existía esa iluminación.

La ropa se lavaba a mano, en los hogares pobres la lavaba la señora (o sea la criada) de la casa, según las posibilidades, muchas veces acudiendo a los lavaderos públicos; los platos se lavaban a mano, y la comida se cocinaba en estufas de leña o carbón. En las casas con capacidad económica, esas tareas las llevaba a cabo el servicio, pero siempre a mano. Luego llegaron las lavadoras, los lavavajillas y la televisión, que en Europa llegó mucho más tarde que en Estados Unidos, mostró que era posible llevar una casa y estar siempre estupenda, incluso trabajar fuera de casa y ganar dinero. Fue un vuelco radical, que empezó la cuenta atrás de la sensibilización electromagnética, de la sensibilización química, de las fibromialgias, las fatigas crónicas y otras patologías que todavía no acabamos de creernos, pero que están ahí y que hacen la vida difícil a quien las sufre.

¿Qué había pasado? Sucedió que junto con todas esas máquinas maravillosas llegó todo un arsenal de productos para poderlas utilizar. Para lavar ya no se podía utilizar el jabón de Marsella, se necesitaba un producto especial y apropiado para la máquina. Para la limpieza del hogar ya no se podían utilizar los productos de siempre, era necesario usar detergentes para lavar los platos, productos químicos varios para limpiar cocinas y baños, para lavar suelos, cristales, quitar el polvo, limpiar las alfombras, incluso para lavarnos las manos o ducharnos. Y nosotros a comprar y comprar, maravillados por lo bien que limpiaban, casi sin esfuerzo, dejando nuestras casas resplandecientes. Ya no era necesario pasarse horas partiéndose el espinazo para lavar la ropa: un cacito de un producto en la lavadora, enchufábamos y una o dos horas más tarde salía la ropa limpia, y sólo había que tenderla…

No sabíamos –y quien lo sabía se cuidaba de divulgar la noticia, no se le fuera a acabar el negocio– que todos aquellos productos tan maravillosos nos estaban envenenando lentamente… De manera lenta pero inexorable se iban acumulando las toxinas en nuestros organismos, debilitándonos, dañando nuestro sistema inmunitario, enfermándonos. De manera sospechosa empezaron a multiplicarse las enfermedades autoinmunes, las enfermedades genéticas, las enfermedades degenerativas: los cánceres, el alzhéimer, el párkinson, las esclerosis varias, cada vez más los niños nacían ya enfermos, con malformaciones.

Pero la esperanza de vida se alargaba. ¿Un órgano no funcionaba? No pasaba nada, pronto se aprendió a hacer trasplantes, se aprendió que la máquina humana tenía las piezas intercambiables. No importaba que luego los trasplantados tuvieran que medicarse el resto de sus días: ¡mejor! De esa manera los laboratorios tenían asegurado el porvenir. ¿Para qué dejar morir a un enfermo si se podía convertir en crónico? Vaya desperdicio, con unas cuantas cápsulas y otros remedios tomados a lo largo de su vida podía vivir largos años, y de paso mantener en buena salud a las farmacéuticas. Nos hicimos la ilusión de que podíamos llegar a ser inmortales…

Hoy en día los laboratorios farmacéuticos son los únicos que conservan buena salud, sobre todo económica. A ellos no les afecta la crisis, y como si esto no fuera suficiente, se sacan de la manga gripes varias, se declaran pandemias, se amenaza con vacunar a la población de manera forzosa, se engaña a los padres para que vacunen a sus hijos… ¿Que hay efectos secundarios? Bueno, es el progreso, ya se sabe. Algunos han de morir para que todos más adelante estén mejor. ¿Mejor?

Pero la culpa no era sólo de las farmacéuticas, evidentemente. Nosotros bien contentos, ahora podíamos hacer muchas más cosas que antes, éramos modernos, acallábamos las voces que nos ponían en guardia, no queríamos saber, habría significado volver a lo de antes, cuando el trabajo era mucho más duro que ahora, cuando no teníamos todos esos adelantos… Con esto no quiero decir que haya que volver a los tiempos en que se lavaba la ropa a mano, se cocinaba en estufas de leña o de carbón, y la calidad de vida que se podía conseguir era a base de mucho esfuerzo físico. Evidentemente no, pero quizá deberíamos discriminar un poco, ver lo que es importante y lo que no lo es, y *limitar o eliminar el uso de productos tóxicos en el hogar*. Si todos lo hacemos así, poco a poco también los fabricantes se darán cuenta de por dónde van los tiros y empezarán a fabricar productos más suaves, productos que no nos envenenen. Porque, finalmente, la fuerza está en nuestras manos y podemos forzar actuaciones en un sentido u otro simplemente rechazando unos productos y reclamando otros. No hay más secreto.

Y ¿cuáles son estos productos? Pues precisamente de eso trata esta segunda parte del libro, de los productos que podemos utilizar para mantenernos nosotros y nuestra casa limpios, sin correr el riesgo de enfermar a causa de intoxicaciones, como está sucediendo en los últimos años. Es sólo cuestión de tener la información y de querer utilizarla, y de no dejarnos engañar por los cantos de sirena que nos quisieran convencer de que sus productos son mejores: no lo son, y además nos enferman. No se necesitan más argumentos para decidir en un sentido u otro.

En el huerto

Nuestros alimentos, de manera directa o indirecta, vienen todos o de la tierra o del mar. Las hortalizas, las frutas, las hierbas aromáticas y medicinales, vienen directamente de la tierra. Sin ellas no habría nada que comer. Incluso aquellos que miran a los vegetarianos desde arriba, olvidan que si no hubiera hortalizas, y hierba en los pastos, y cereales para alimentar al ganado, morirían. Porque la carne, a fin de cuentas, es el resultado de la trasformación de esos vegetales en proteínas animales; y los animales, todos los animales, necesitan de los vegetales, o de otros animales que comen vegetales, para alimentarse y reproducirse.

Entonces, si esos pastos y esos campos están contaminados, lo que produzcan estará también contaminado: con pesticidas, con fertilizantes, con aguas negras, con el cloro de las empresas papeleras, con la química de desecho de otras fábricas, con la radiactividad de las centrales nucleares. Y lo que no se contamine durante su cultivo se contaminará después durante la manipulación.

Durante décadas en el siglo pasado se han fertilizado los campos con fertilizantes químicos, es decir, que se añadían a la tierra los tres elementos más importantes para el crecimiento de las plantas (P-K-N, es decir fósforo, potasio y nitrógeno) obviando los demás, que sin embargo también eran importantes para los cultivos. Los campos se cultivaban de manera intensiva, sin dejarle tiempo a la tierra de recuperarse, porque, al fin y al cabo, ahí teníamos esos fertilizantes tan maravillosos que sustituían lo que la tierra ya no podía dar. Precisamente a causa de esas carencias, y del empobrecimiento de los suelos, las plagas empezaron a hacerse cada vez más agresivas, al tiempo que surgían plagas y enfermedades fitosanitarias nuevas, que a su vez requerían nuevos productos químicos para rociarlos sobre las plantas.

El resultado fue, y sigue siendo, unas hortalizas y frutas desvitalizadas, que ya poco o nada tienen que ver con lo que comían nuestros antepasados. Se ha calculado que los cítricos que se comen en la actualidad han perdido un gran porcentaje de su contenido en vitamina C con respecto a los que se comían hace tan sólo unos años. Y por supuesto, también un porcentaje elevado de las demás vitaminas y minerales.

Todo esto hace que sea muy difícil llevar una alimentación realmente nutritiva, y que por consiguiente sea capaz de mantenernos con buena salud. Quien quiera alcanzar este objetivo no tendrá más remedio que dedicarse a cultivar sus propios campos, después de haber regenerado la tierra en la que pretenda sembrar. Cosa bastante difícil en las condiciones actuales, en las que se necesita bajar cada día al terreno de la lucha por la supervivencia.

Desde hace unos años se ha empezado a hablar de los organismos modificados genéticamente, los OMG, sugiriendo que estos serán la solución para paliar el hambre en el mundo. Unas campañas hábilmente orquestadas desde los laboratorios y las industrias interesadas han hecho creer que esto es así, pero la historia es otra.

Desde que el hombre aprendió a cultivar las plantas, y por consiguiente, a controlar su alimentación, se han producido modificaciones en todos los vegetales, pero sobre todo en los que se utilizan en la alimentación humana y animal. Las plantas se han modificado por medio de cruces e hibridaciones, pero esto ha sido siempre entre plantas de una misma familia. Con ello hemos conseguido de alguna manera *domesticar* las plantas de uso alimentario, consiguiendo mayores cosechas, frutos más grandes y más sabrosos, y, según el clima, varias cosechas en un mismo año.

Lo que está sucediendo con los alimentos modificados genéticamente es que se cruzan genes de *distintas especies vegetales*. Y no sólo eso, sino que se ha producido un salto entre especies, incluso se han añadido genes animales a las plantas (por ejemplo, el *Bacillus thuringiensis* a la patata, otras bacterias a la soja, al maíz, a los tomates), genes humanos a los animales (los cerdos), etc.

La justificación oficial es que de esta manera los cultivos producirán más y mejor, lo cual permitirá superar el hambre en el mundo. La verdad detrás de todo es que las empresas de biotecnología se están apoderando de la riqueza vegetal y animal de la tierra hasta que llegue el momento en que no tendremos más opción que consumir sus productos, serán los amos de las semillas y no podremos cultivar nuestras propias hortalizas o criar nuestros animales de granja si no es pasando a través de ellos.

Y todo esto sin contar con el hecho de que todavía no se ha demostrado que estos productos sean innocuos para el hombre, sino todo lo contrario. Desgraciadamente, los estudios que se realizan están siempre subvencionados por las empresas interesadas en la producción e introducción de los OMG, y cuando un investigador independiente intenta sacar a la luz los resultados de sus estudios, se le desprestigia y amenaza, como le sucedió al doctor Arpad Pusztai, y a otros investigadores. Él puso en evidencia los efectos negativos de las patatas cultivadas genéticamente en cuanto que afectaban al hígado, inhibían la absorción de ciertos nutrientes y en los animales de laboratorio incrementaban la aparición del cáncer.

Los alimentos modificados genéticamente, además de constituir una apropiación descarada de nuestra riqueza vegetal y animal, introducen en el mercado unos productos que están también cargados de unos pesticidas muy fuertes (*véase* el Round up, de Monsanto) cuyos efectos, aunque no se conozcan de manera oficial, podemos imaginar si observamos el deterioro gradual y ya no tan paulatino de la salud de las personas. Estos pesticidas se han introducido en las plantas por medio de la ingeniería genética, es decir, que por más que lavemos las hortalizas y las frutas nunca nos desharemos de ellos.

Se calcula que en EE. UU. el 70 por 100 de los alimentos que encontramos en las estanterías de los supermercados contienen OMG. En Europa, en muchos países no existe la obligación de indicar en las etiquetas que un determinado producto está modificado genéticamente, o contiene algún componente de biotecnología. En España ciertamente esta condición no es obligatoria, pero recomendamos acceder a las listas verde y roja en la web de Greenpeace donde se puede encontrar esta información, y basándonos en ella negarnos a consumir los productos que no nos convengan.

Por suerte, la población está relativamente concienciada sobre el tema, y muchos se oponen y manifiestan su rechazo evitando comprar los productos de biotecnología, pero no siempre es fácil saber cuáles son, y cuando comemos fuera de casa surge el problema de que no tenemos control sobre lo que comemos.

Desgraciadamente, hay muchos intereses que impiden que se pueda acceder a la verdad, pero opino que, si todos ponemos de nuestra parte, un día podremos vencer a estas grandes multinacionales.

Patologías y sus remedios

Abscesos: Un absceso es una acumulación de pus en una parte del cuerpo, que además se acompaña de inflamación y de dolor, lo cual es normal puesto que el pus indica que hay una infección. Para poderlos eliminar de manera que no dejen secuelas, como cicatrices o restos de pus enquistado, es importante acelerar su maduración. Ésta se podrá conseguir de diferentes maneras, ya sea aplicando compresas calientes y *húmedas* (lo contrario concentraría el pus e impediría su eliminación natural), o cataplasmas calientes preparadas con hojas frescas de distintas plantas, por ejemplo malvas (en realidad cualquier planta puede conseguir el resultado), o con un cocimiento de materiales que se encuentran habitualmente en una casa, como harina, patatas machacadas, etc. Lo importante es aplicar sobre la parte algo que al producir calor provoque la maduración del absceso y su vaciado. Una vez conseguido esto y limpiada la zona, se podrán aplicar hojas frescas de bardana, previamente escaldadas en agua, directamente sobre la herida, o de betónica previamente cocida.

Acidez de estómago: Se llama acidez de estómago a una sensación de ardor en el aparato digestivo, causado por un reflujo del contenido del estómago hacia el esófago e incluso la boca. Es muy desagradable y a menudo va acompañada de gases, nos deja un mal sabor de boca y nos impide digerir los alimentos.

En esos casos será de utilidad tomar zumo de papaya, comprimidos de papaya o también comprimidos de carbón vegetal. Por otra parte habrá que evitar comer fritos y grasas en exceso. Otro remedio que va muy bien para la acidez de estómago es preparar una bebida a base de kuzu hervido unos minutos hasta conseguir un líquido semitrasparente. Fuera del fuego se le añade una cucharadita de la ciruela umeboshi, se deslíe y se bebe. Además de corregir la acidez, de paso mejoraremos nuestro sistema inmunitario.

También puede servir, en lugar del kuzu con umeboshi, la corteza de olmo en polvo con alginato sódico *(véase* «Recetas» en el Apéndice I).

Acidez de la sangre: Lo primero que hay que decir es que una sangre ácida indica que nuestra alimentación no es correcta. Una sangre ácida es un pasaporte seguro para muchas enfermedades y problemas. Habrá pues que empezar por eliminar los fritos, los embutidos, los excesos de grasas saturadas, los azúcares de todo tipo, las harinas blancas, el alcohol… También habrá que aumentar la cantidad de agua que se beba. Esto será únicamente para llevar nuestra alimentación a un mayor equilibrio ácido-alcalino. Hecho esto, que debería ser una pauta de conducta siempre, sin esperar a que nuestra sangre se vuelva ácida, habrá que proceder a una desacidificación.

La acidez de la sangre se caracteriza por una disminución de la reserva alcalina de la sangre, que puede llegar a provocar un estado de cansancio, vértigo, cefaleas, picores e incluso vómitos y diarreas en los casos más graves. Para restablecer el equilibrio habrá que hacer un ayuno desacidificante que se explica en el Apéndice II.

Si no deseamos hacer ese tratamiento tan radical, podemos hacer un ayuno de dos o tres días únicamente (que, sin embargo, tendremos que repetir varias veces a lo largo de unos tres meses) a base de caldos vegetales y zumos de verduras. Finalmente tomaremos una cucharada sopera de sulfato de magnesio (sal de La Higuera) disuelto en agua por la mañana del tercer o cuarto día, en ayunas. De esta manera iremos limpiando nuestra sangre, los picores desaparecerán, digeriremos mejor y nos sentiremos mejor en general. También tomaremos gránulos de azufre homeopático a una potencia de 30 DH, a razón de 5 gránulos por la mañana y por la tarde, durante 4 semanas.

Acné juvenil: El acné juvenil consiste en una inflamación de las glándulas sebáceas causada por la retención de sus secreciones. Aunque se le llame acné juvenil, se presenta también en personas que en rigor ya habrían pasado la edad de sufrir esta dolencia. Como en muchos otros casos, se trata de un problema causado por trastornos hormonales y malos hábitos alimentarios, por lo cual habrá que eliminar los fritos, las grasas, embutidos, comidas preparadas, dulcería varia y el azúcar en sí. También habrá que valorar nuestra manera de gestionar el estrés y los sinsabores de la vida, que existen, que están ahí, pero no debemos permitir que nos gobiernen.

Dicho esto, será bueno empezar con un ayuno de unos diez días a base de caldos de verduras, dejando de lado todo lo que son las frutas, por lo menos temporalmente, y los alimentos indicados arriba. Además de ello, y mientras se está haciendo esta cura de limpieza, habrá que tomar durante varios días seguidos una cucharada de postre bien colmada de sulfato de magnesio (sal de La Higuera) disuelto en un vaso de agua. Se beberá abundante agua caliente y se evitará rigurosamente tocar los granos producidos por el acné.

Simultáneamente a este ayuno se tomarán 30 gotas de una mezcla a partes iguales de extracto fluido de equinácea, *Rumex crispus* e *Iris versicolor* en un poco de agua caliente 3 veces al día antes de las comidas. Esto ayudará a corregir el estreñimiento, si es que lo hubiere.

En cuanto al tratamiento tópico del acné, además de no tocar por ningún motivo los granos, se podrán aplicar diariamente sobre la zona compresas calientes y húmedas, y completar haciendo toques de plata coloidal a 10 ppm varias veces al día.

Siguiendo estas indicaciones, en un tiempo relativamente breve la piel volverá a estar limpia, y si, al reemprender la alimentación normal, eliminamos los alimentos que ensucian la sangre y el hígado, el problema no debería volver a presentarse.

Adelgazar: Estamos hablando aquí de un exceso de peso no patológico, ya que éste requeriría otro tipo de tratamiento. Hay muchas recetas para adelgazar, y entre ellas el sistema para desacidificar la sangre también hará perder peso. Sin embargo, si lo que se quiere es recuperar nuestra línea después de un fin de semana gastronómico, puede ir muy bien durante dos días seguir únicamente una dieta a base de piña fresca y abundante agua. Después de esto volveremos a nuestra dieta habitual, intentando que sea sana y más acorde con nuestra estatura, nuestra constitución y nuestro estado de salud.

Almorranas o hemorroides: Se trata de dilataciones varicosas de las venas hemorroidales, y pueden ser causa de pequeñas hemorragias cuando haya estreñimiento. A menudo las almorranas están causadas por los laxantes que muchas personas (más mujeres que hombres) toman a lo largo de su vida para corregir el estreñimiento, y por un estado ácido de la sangre debido a una dieta carencial. También pueden haberse formado durante un embarazo o el parto. Por ello será conveniente cambiar los hábitos alimenticios, tomando desayunos nutritivos de cereales molidos y cocidos brevemente, a los que se podrán añadir ciruelas, agar-agar en polvo y «leche» vegetal, todo ello acompañado por té blanco o verde, o café de cereales. La comida y la cena deberán ser igualmente ligeras, aunque nutritivas, dando preferencia a las verduras al vapor o cocidas con poca agua (que se beberá luego), a los cereales cocidos, a los frutos secos molidos.

Y, como para otras patologías, será importante el ejercicio ligero al aire libre. Cuando nos pongamos a descansar colocaremos un cojín debajo de los pies para mejorar la circulación.

Otro aspecto importante a tener en cuenta será el evitar los laxantes, ya que un vaso grande de agua bien caliente en ayunas y una alimentación rica en fibra serán suficientes para reeducar el intestino. Si se produce picor en la zona, será útil tomar Sulphur homeopático 6X, a razón de 2 gránulos entre las comidas.

Anginas inflamadas: Un buen remedio consiste en hacer gárgaras con agua y bicarbonato, también con una infusión de tomillo o con agua oxigenada y agua a partes iguales. Y para completar el tratamiento, una buena purga a base de aceite de ricino o de sulfato de magnesio, como hacían nuestros abuelos. Esta purga se llevará por delante todo lo que esté atascando nuestros órganos e impidiendo su correcto funcionamiento.

Apendicitis: La apendicitis es una inflamación del intestino ciego, una vez más debida principalmente a los malos hábitos alimentarios. Es posible superar una apendicitis sin recurrir a la cirugía, y en todo caso, mientras se espera ésta, puede ser bueno tomar algunas medidas que mejorarán nuestro estado y evitarán que la situación se agrave.

Se aconseja un ayuno a base de agua caliente tomada en pequeñas cantidades, reposo en cama, emplastos calientes sobre la zona del apéndice, al tiempo que se hacen pequeños enemas con poca cantidad de agua caliente, que ocasionalmente podrán ser de aceite de oliva caliente. Cuando el dolor haya pasado, se harán enemas con un litro de agua al día, y se reemprenderá paulatinamente la alimentación a base de fruta hasta volver a la alimentación normal.

Arritmias y palpitaciones: Vaya por delante que si se padece de manera habitual de una alteración de los ritmos cardíacos, será bueno acudir a un especialista para saber exactamente qué es lo que pasa. Mientras se espera el poder visitar al médico y hacer las pruebas pertinentes, las arritmias mejorarán tomando cada día miel de abejas mezclada con canela molida.

Arrugas y manchas de la piel: No hace falta explicar qué son, y todos saben que tanto unas como otras son un efecto del paso de los años, pero también de tomar el sol en exceso. Unas gotitas de aceite de ricino masajeado suavemente en las zonas afectadas antes de acostarse harán milagros para mejorar el estado de la piel. También ayuda aplicar una papilla de semillas de membrillo machacadas con agua. Para las manchas se puede mojar la zona con zumo de limón con sal dos veces al día.

Artritis, artrosis: Se trata de una inflamación y posterior degeneración de las articulaciones que puede tener muchas causas: una infección, una causa inmunológica, un estado de estrés, un funcionamiento defectuoso de nuestra *química corporal,* o una alimentación incorrecta. El caso es que, cada vez a una edad más temprana, muchas personas empiezan a tener molestias en las articulaciones causadas por el desgaste del cartílago que hay entre ellas. También en este caso es importante el tipo de alimentación, y tendremos que vigilar los alimentos que producen demasiada acidez, evitando las harinas blancas, los azúcares, el alcohol, los embutidos... Además será importante el ejercicio moderado, por ejemplo caminar, sobre todo si podemos dar largos paseos por un parque o por zonas arboladas. Para aliviar el dolor, será de gran ayuda masajear suavemente las articulaciones afectadas con aceite de ricino en el que se habrán puesto a macerar sumidades florales de lavanda durante unos diez días. Además de todo esto, se manipularán suavemente las articulaciones para evitar que puedan quedar inmovilizadas.

También será útil tomar jugo de patata cruda mezclado con jugo de limón a partes iguales, un vaso después de las tres comidas principales.

Otro remedio aconsejado es tomar gel de silicio orgánico, colágeno natural o aceite de pescado, que encontraremos sin dificultad en cualquier tienda de dietética importante. Y también una infusión de cola de caballo tres veces al día entre las comidas. Otro factor importante para la prevención y tratamiento de la artritis es tomar de manera regular cloruro de magnesio natural.

Me gustaría apuntar aquí que el tomar leche, que tanto se aconseja y publicita por televisión y recomiendan los médicos, no evitará la aparición de este problema. Y no sólo eso, sino que lo agravará. Necesitamos calcio, es cierto, pero el de la leche se asimila con mucha dificultad, produce cálculos en los riñones, y no evita que se llegue a la vejez cargados de artrosis. Los norteamericanos son el pueblo que más leche consume, y donde el problema de la artrosis es más grave. Quizá, si la leche que se bebe viniera de animales sanos (no tratados con antibióticos, hormonas del crecimiento, corticoides, piensos de dudoso origen o modificados genéticamente) sería más fácil su asimilación, pero hace ya muchas décadas que la leche animal, al igual que otros muchos productos de gran consumo, ha dejado de ser un alimento recomendable.

Asma: En realidad el asma no es una enfermedad, sino un síntoma de algo que todavía no se ha descubierto; y mientras no se sepa qué es no se podrá encontrar una cura, lo único que se puede hacer es aliviar los síntomas. Se caracteriza por dificultades al respirar de duración variable, tos y espasmos bronquiales.

Además de los remedios de farmacia que pueda haber prescrito el médico, dará alivio el tomar baños calientes de pies, la aplicación de compresas calientes sobre el pecho, el jugo de cebolla mezclado con miel (se corta a trozos la cebolla, se cubre con miel y se deja reposar toda la noche), a razón de una cucharadita cada vez que la tos empiece a molestar.

Los ataques de asma indican siempre una carencia de oxígeno en la sangre. Si se consigue aumentar los niveles de oxígeno mejorará el asma, y esto será posible respirando profundamente, mejor en un ambiente muy oxigenado, como son los bosques o la orilla del mar.

En cuanto a las hierbas que pueden ayudar, éstas serán todas las hierbas sedantes, como la raíz de valeriana, la pasiflora, la melisa, ya sea solas o mezcladas entre sí. También será de utilidad tomar sales de Schüssler, por ejemplo el Natrium sulphuricum, si los ataques son nocturnos, al que se podrá añadir Magnesia phosphorica si la respiración se vuelve muy dificultosa.

Avispas: La picadura de las avispas es muy dolorosa. Además, al contrario de lo que sucede con las abejas, que sólo pican una vez y mueren al hacerlo, las avispas pueden picar una y otra vez. Cuando nos ha picado uno de estos bichos desagradables, podemos coger una cebolla cortada y con ella frotar el punto en que ha picado el insecto hasta que desparezca el dolor. A continuación se aplicará un emplasto de arcilla que se sujetará con un vendaje y se dejará actuar unas cuantas horas.

Bocio: Es el aumento de la tiroides debido a una carencia de yodo que produce un abultamiento en la parte anterior del cuello, aunque a veces puede ser lateral o incluso en ambos lados. Antes de llegar al punto en que sea necesario eliminarlo quirúrgicamente, será bueno tomar diariamente una gota de Lugol en un poco de agua antes de la comida. También será conveniente comer algas y marisco, que son ricos en yodo, y mucha verdura, sobre todo de hoja verde, que además contiene calcio que a menudo es escaso en las personas con bocio.

Bronquitis: La bronquitis es una inflamación de la mucosa de los bronquios. En todas las afecciones de las vías respiratorias serán de gran ayuda las cataplasmas.[5] Éstas pueden ser de distintas sustancias, ya que su función es la de calentar y mantener caliente la zona de los pulmones y los bronquios tanto como sea posible para hacer madurar y ablandar la tos. Así pues, podremos preparar cataplasmas con harina de mostaza y agua caliente, con patata hervida y machacada, con harina de linaza cocida bien caliente. Sea cual sea el producto escogido, éste deberá colocarse entre dos gasas y se aplicará sobre el pecho tan caliente como lo pueda soportar el enfermo.

Aparte de los remedios que se pueden encontrar en las tiendas de dietética, como el jarabe Drosínula, de la casa Bioforce de A. Vogel –que yo utilizo para endulzar alguna infusión especialmente adecuada para el caso, como la infusión de acebo, de semillas de hinojo o de flores y hojas de malva–, son también muy beneficiosas las infusiones de flores de saúco endulzadas con jarabe de bayas de saúco.[6]

Caída del pelo, calvicie: La caída del pelo es vivida como una desgracia tanto por los hombres como por las mujeres. Los hombres porque ven como irremisiblemente se van a quedar calvos. Las mujeres, si bien es difícil que se queden completamente calvas (alguna he visto en esta situación, pero son raras), sin embargo igualmente sienten preocupación al ver como su cabellera se va redu-

---

5   Para su preparación, *véase* el Apéndice I.
6   *Véase* el modo de preparación en el apartado «Recetas».

ciendo progresivamente. Si además tienen el pelo fino «como hilos de seda» (tan cantado por los poetas que no tienen ni idea del problema que eso puede significar), el ver que va menguando la cabellera puede convertirse en una verdadera tragedia.

A este respecto se nos han trasmitido varias recetas. Una, que es muy efectiva pero que parece que a los farmacéuticos no les gusta preparar, consiste en 200 g de alcohol de 90°, 2 g de resorcina y 5 g de ácido salicílico. Con este preparado se masajeará el cuero cabelludo una o dos veces al día.

Otra receta que podemos preparar nosotros en casa, consta de 60 g de hojas frescas de boj picadas y 60 g de hojas de romero, puestas a macerar durante 15 días en un litro de alcohol a 60° removiendo de vez en cuando. Se cuela y con este líquido se harán fricciones en la cabeza dos veces al día.

Otros métodos consisten en masajear el cráneo varias veces por semana con aceite de oliva mezclado con aceite de romero, mejor si la mezcla está tibia, porque esto facilitará su penetración; lavarse el pelo con champú de romero; aplicación de luz ultravioleta; sales de Schüssler Silicea 6x (de 3 a 5 comprimidos –según el fabricante– 3 veces al día, tomados entre las comidas, toma sublingual).

Hay una mascarilla que además de nutrir el pelo, y por consiguiente limitar o evitar la caída, también lo hidrata, y se compone de huevo, aceite de oliva y miel. Se bate todo junto, se aplica sobre el pelo y el cuero cabelludo y se tapa con una toalla caliente mojada y escurrida. Se deja actuar durante una media hora y luego se lava la cabeza.

Si lo que queremos es darle cuerpo y brillo al cabello, después de lavarlo normalmente lo empaparemos con un vaso de cerveza, que dejaremos secar. En cuanto el cabello esté seco habrá desaparecido el olor y nuestro pelo lucirá más abundante y hermoso.

Para mantener hermoso el color del cabello, después de lavarlo con el champú que hayamos escogido, lo enjuagaremos con jugo de limón mezclado con agua si es rubio, y con vinagre igualmente mezclado con agua si es oscuro (castaño o negro). Estos enjuagues, además de mantener el color del pelo, lo suavizarán y le darán brillo.

Cálculos renales, cistitis e inflamaciones del aparato urinario: Los cálculos renales son concreciones que se forman en el riñón. Quien los ha padecido sabe lo dolorosos que pueden llegar a ser cuando se desprenden y empiezan a moverse por el riñón, la uretra, la vejiga… Sin embargo, si tomamos agua de hervir unas cuantas ramitas de perejil completas, con tallos e incluso raíces, veremos como el dolor disminuye hasta desaparecer. También será de utilidad triturar, o machacar en un mortero, un gran manojo de perejil, exprimirlo y beber el jugo resultante, a razón de medio vaso diario. Otra hierba muy útil para estos casos es la cola de caballo mezclada con gayuba en infusión.

Si además de tomar estos brebajes, nos aplicamos compresas calientes y húmedas en la zona de los riñones o de la vejiga, aceleraremos el proceso de eliminación. Si nos sucede fuera de casa, nos ayudará la aplicación de la cara norte de un imán de 3800 gauss en la zona dolorosa, por ello es aconsejable llevar siempre un imán consigo para emergencias.

Dependiendo del tipo de cálculo (habrá que pedir que lo analicen en el laboratorio), será bueno eliminar los lácteos, o las carnes y las verduras acidificantes, es decir, habrá que modificar nuestra alimentación para evitar que los ataques se repitan.

El mismo tipo de tratamiento será de ayuda en el caso de cistitis e inflamaciones del aparato urinario.

Cálculos y cólicos biliares: Los cálculos biliares son concreciones que se forman dentro del hígado y en los conductos de la vesícula biliar, están compuestos por colesterina y otras materias orgánicas que se solidifican. Pueden causar cólicos cuando se atascan dentro de los conductos. Pueden estar causados por comidas excesivamente abundantes, falta de ejercicio, alimentación pobre en verduras y ricas en purinas.

Un tratamiento natural consiste en ayunar unos días a base de zumos frescos de fruta, excluyendo las naranjas, o de verduras, hasta que hayan desaparecido las molestias. Al mismo tiempo se aplicarán enemas para limpiar el intestino, y en la zona dolorosa se aplicarán cataplasmas o compresas calientes y húmedas. Dos veces al día se tomará una cucharadita de aceite de oliva de primera presión en frío mezclada con el zumo de medio limón.

Pasada la primera semana, cuando el dolor haya remitido, se reemprenderá la alimentación sólida, que habrá de ser muy ligera, evitando la ingesta de alimentos cárnicos, azúcar, café y chocolate. En su lugar se tomará la infusión de cinco hierbas para el hígado dos veces al día, después de las comidas *(véase* receta en el Apéndice I).

Naturalmente, lo ideal es limpiar el hígado y la vesícula, y esto se podrá conseguir haciendo la limpieza de hígado de la doctora Hulda R. Clark, una limpieza que dura veinticuatro horas, es bastante desagradable, pero muy efectiva.[7]

Para quien no se atreva a hacer esta limpieza, existe otro método a base de grama, diente de león y zarzaparrilla, pero éste dura quince días, y se explica en las recetas.

Callos y duricias: Se trata de un endurecimiento de una zona de la piel de la planta de los pies principalmente, pero también puede formarse en los dedos de las manos y los pies según el roce o lo duro del trabajo que llevemos a cabo. Ocasionalmente, en esa capa endurecida se forman puntas como clavos que penetran en profundidad, que pueden ser muy dolorosas y que impiden caminar normalmente. Pueden estar causados por fricción o traumatismos varios. La farmacopea popular menciona varios sistemas para eliminar los callos y las duricias. Uno de ellos consiste en aplicar una cebolla cortada sobre la zona del pie afectada, sujetándola en su sitio ya

---

7   Véase *La técnica Clark para el tratamiento del cáncer,* de Loto y Ayax Perrella, publicado por Ediciones Obelisco.

sea con una venda o con un calcetín, y dejarla así toda la noche. Por la mañana, después de quitar la cebolla, que tiraremos, se lava el pie y se aplica aceite de canela para reducir el dolor. Se seguirá esta aplicación durante varios días, hasta que el callo ablandado se desprenda del pie.

También se dice que es útil un emplasto de hojas de hiedra que previamente se habrán dejado en maceración en vinagre. El sistema de aplicación es el mismo que el de la cebolla.

Otro sistema consiste en acudir a un podólogo para que nos quite los callos y duricias, pero esto no impedirá que vuelvan a aparecer.

Candidiasis: Se trata de una infección por hongos que afecta principalmente la zona vaginal, produciendo picores, aunque puede extenderse por fuera hasta la zona anal, y por dentro puede afectar el intestino, el estómago, y el resto del aparato digestivo. Si por el contrario la infección empieza por arriba, la encontraremos en la boca, sobre todo en la lengua, y podrá afectar también la garganta y el esófago, bajando luego a los demás órganos. La candidiasis localizada en la boca puede ser muy dolorosa y llegar a impedir una alimentación correcta.

Para esto hay un tratamiento a base de remedios vegetales (tintura de nogal negro, y cápsulas de clavo y ajenjo), pero mientras se espera poder acudir a un médico o a un terapeuta, será bueno lavar las partes afectadas con agua y bicarbonato disuelto, que aliviará los picores. Si el problema está en la boca, será bueno hacer enjuagues y gárgaras con la solución de bicarbonato, aplicar plata coloidal con un vaporizador, o, si no se tienen piezas metálicas en la boca, se podrán hacer enjuagues con agua oxigenada diluida en agua al 50 por 100.

Caspa: Se llama caspa a unas escamas que se forman en la cabeza en la base del cabello. La caspa es una molestia sobre todo masculina, supongo que es porque las mujeres cuidan más su aspecto, y por ende su cabellera. Por otra parte, unos hombres cubiertos con una nevada blanca proveniente de la cabeza causan una impresión de desagrado y hacen pensar en una higiene más que dudosa de la persona, aunque luego quizá no sea cierto.

Por ello hay en la farmacia cantidad de remedios para evitar la caspa. Como esos remedios ya existen, para aquellos que quieran probar sistemas más caseros y sin efectos secundarios, sugerimos los siguientes.

Cada noche antes de acostarse se harán unas fricciones del cuero cabelludo con vinagre de manzana. Si el olor a vinagre resulta desagradable, se puede utilizar también una mezcla de aceites esenciales naturales, tales como el aceite de cedro, el de enebro y el de ciprés. Otro sistema muy utilizado por nuestros abuelos consistía en macerar una mezcla de orégano y de ortiga mayor a partes iguales en alcohol rebajado. Se deja dos semanas a sol y serena. Una vez pasado este tiempo se filtra y se utiliza para hacer fricciones. Cualquiera que sea el producto escogido, será bueno calentarlo al baño maría, de manera que penetre más fácilmente.

También el azufre tiene mucho predicamento para este tipo de molestias. El remedio se remonta nada menos que a la Escuela de Medicina de Salerno, que durante siglos fue un faro de conocimiento y de cultura, al que acudían para aprender médicos y estudiantes de todos los rincones de Europa. En este caso concreto, el remedio consiste en disolver 25 g de flores de azufre en un litro de agua, que se irá sacudiendo con cierta regularidad. Al día siguiente se empapará la cabeza de la persona con el liquido claro que resulte de la mezcla, y se dejará actuar una media hora, después de lo cual se lavará la cabeza. Se habrá de repetir la operación durante algunos días.

Catarro: El catarro es producido por una congestión de los bronquios y es muy molesto. Será de ayuda el siguiente preparado: se corta en trozos pequeños una cebolla (o, incluso mejor, ajo), se coloca en un cuenco y se recubre con miel. Se deja reposar tapado toda la noche. Al día siguiente se tomará el jugo resultante a cucharaditas a lo largo del día.

Yo personalmente encuentro muy efectivo el jarabe preparado con las bayas de saúco,[8] ya sea tomado directamente o utilizado para endulzar una infusión de flores de la misma planta. Además de esto tomo plata coloidal a 10 ppm, una cucharadita de postre cada hora unas 6-8 veces seguidas.

Si tenemos la nariz obstruida y no nos deja respirar, además de los remedios sugeridos arriba, será bueno

---

8 *Véase* la receta en el Apéndice I.

hacer vahos con una combinación de hierbas. Los herbolarios de solera acostumbran a tener cada uno su propia fórmula, pero entre las hierbas que la componen no podrán faltar el eucalipto, ya sean las hojas o los frutos, y las yemas de pino.

Ceguera nocturna: Es la disminución de la capacidad visual que presentan algunas personas cuando oscurece o con la luz artificial. Para esta molestia será bueno tomar tres vasos diarios de jugo de zanahoria cruda, espaciados a lo largo del día. Habrá que tener presente que la vitamina A de la zanahoria sólo se asimila en presencia de grasa (es liposoluble), así que será necesario añadirle un chorrito de aceite o tomarlo junto con una comida para aprovechar la grasa que pueda haber en ésta.

Este tratamiento deberá seguirse durante algunos meses.

Celiaquía: Se trata de una enfermedad caracterizada por una intolerancia al gluten, y que mejora sensiblemente cuando la persona deja de ingerirlo. La celiaquía en el pasado estaba circunscrita a la infancia. Esta intolerancia impide el crecimiento normal del niño, además de causar una serie de problemas tales como la anemia, problemas intestinales y raquitismo. A medida que los niños crecen superan esa condición y ya no se habla más del asunto. En la actualidad encontramos ese problema en muchos adultos, aunque no siempre esté diagnosticado como tal, pero la mala digestión, las diarreas más o menos intermitentes, con dolores intestinales frecuentes, me hacen pensar que es una forma de celiaquía, es decir, una intolerancia al gluten, sobre todo porque cuando la persona deja de comer alimentos que lo contienen poco a poco su situación se va normalizando. Atribuyo esta situación a la degeneración que ha sufrido la calidad del trigo en estas últimas décadas, degeneración causada por el empobrecimiento de las tierras y el consiguiente incremento de los fertilizantes químicos y de los plaguicidas, sin hablar de momento de la ingeniería genética, aunque creo que ésta no se encuentra muy lejos de ser aplicada al trigo, es decir el pan, blanco o integral no importa, cada vez está siendo menos tolerado. Lo mismo dígase de las pastas alimenticias.

La solución entonces pasa por eliminar todos los alimentos que contengan harina de trigo, para luego introducir paulatinamente la espelta (en sustitución del trigo) cuando la situación se haya normalizado.

Celulitis: La celulitis es una inflamación difusa de los tejidos, principalmente del tejido celular subcutáneo, aunque se puede también encontrar en los tejidos más profundos. Las tisanas pueden ayudar, siempre que se combinen con tratamientos locales, ya sea de masaje profundo o de cirugía estética.

Externamente podrá ayudar la aplicación de cataplasmas tan calientes como sea posible de decocción de hiedra, o de hojas de hiedra frescas picadas. Simultáneamente, será bueno tomar infusiones de hierbas sedantes para tranquilizarse, ya que la ansiedad y el estrés no ayudan precisamente a eliminar el problema. Internamente además será útil tomar infusiones de hierbas diuréticas, para evitar la retención de líquidos. El drenaje linfático también será útil para ayudar a eliminar toxinas.

Y por supuesto habrá que mejorar la alimentación, evitando las grasas, sobre todo saturadas, los azúcares y el picar entre horas, además de hacer ejercicio, aunque sea moderado.

Ciática: Es la inflamación del nervio ciático, muy dolorosa, que muchos hemos experimentado en algún momento. Puede ser útil la aplicación de hojas de col escaldadas y mantenidas calientes con un vendaje. También la aplicación de la cara norte de un imán de 3800 gauss ayudará a desinflamar la zona.

Circulación (problemas de): Éstos pueden causar llagas en las piernas, problemas cardiovasculares, presión alta, calambres, agujetas, mareos, etc. Todos estos problemas mejorarán tomando vitamina E, ya sea consumiendo aceite de germen de trigo, cápsulas de vitamina E o alimentos ricos en esta vitamina. Ayudará también tomar infusiones que mejoren la circulación y que refuercen la elasticidad de las paredes vasculares. Será muy útil la decocción de frutos frescos de ciprés, previamente machacados, a razón de 20 g por litro de agua, hervidos durante 15 minutos. Se beberán 2 tazas al día entre las comidas.

Externamente será bueno tomar baños de sales de Epsom (o de La Higuera), o de infusión de los frutos del castaño de Indias. El agua del baño no deberá estar muy caliente.

Cistitis: Al primer atisbo de una inflamación de la vejiga o de una infección de orina hay que actuar sin esperar a que surja la fiebre. Tomada a tiempo una cistitis se cura fácilmente en pocos días. Lo primero que hay que hacer es limpiar la sangre. Esto se consigue con un ayuno o semiayuno a base de jugos de verduras *(véase* el Apéndice II) de unos pocos días hasta que desaparezca el dolor y las molestias. También será útil tomar baños de asiento en agua caliente a la que habremos añadido una infusión bien cargada de cola de caballo.

Una decocción muy útil para la cistitis se prepara con las siguientes hierbas: cola de caballo, salvia, gayuba y malva a partes iguales. Se hace hervir durante 5 minutos una cucharada sopera de la mezcla de hierbas en una taza de agua *(véase* receta en el Apéndice I). Se cuela y se toman entre 1 y 3 tazas diarias, según la gravedad de la situación. También será útil tomar decocción de perejil tantas veces como sea necesario hasta que hayan desaparecido los síntomas.

Si lo que tenemos son cistitis de repetición, nuevamente habremos de replantearnos nuestra alimentación, corregir el estreñimiento crónico, limitar el uso de antibióticos a cuando sean realmente necesarios (y los haya prescrito el médico), cuidar mucho la higiene, evitar los azúcares, las carnes, los embutidos y el alcohol.

Colesterol: Se trata de una lipoproteína que circula junto con nuestra sangre y que es necesaria para el correcto funcionamiento del organismo. Puede ser de alta (HDL) o de baja densidad (LDL). Cuando nos dicen que tenemos el colesterol alto, significa que tenemos exceso del colesterol «malo», el LDL de baja densidad.

El colesterol puede estar causado por una alimentación desequilibrada, por factores genéticos, por el estrés o crearlo nosotros mismos con nuestra actitud vital. Una persona iracunda y negativa probablemente tendrá colesterol por más que cuide su alimentación. Así, los remedios que se aconsejan a continuación tendrán un efecto limitado según sean las causas que lo hayan producido si la persona no cambia de alimentación y de actitud.

Una cosa muy útil cuando hay colesterol alto es la cebolla comida cruda. Evidentemente, será necesario consumir muchas verduras, evitar los embutidos, limitar las carnes y las grasas y evitar el alcohol. Para una normalización rápida del colesterol será bueno hacer la cura para desacidificar la sangre que se explica en el Apéndice II.

En cuanto a las hierbas que pueden ser útiles, tenemos la decocción de hojas secas de alcachofera, la infusión de hojas de abedul. También son útiles las curas de zumo de uva (1,5 l al día durante 10 días sin tomar ningún otro alimento), o la cura de limón, que se iniciará con el jugo de medio limón el primer día, aumentando luego medio limón cada día durante 15 días, haciendo luego el recorrido inverso otros 15 días.

También irá bien tomar agua de alpiste durante 3 meses, lo cual hará bajar el colesterol (*véase* el apartado «Recetas» en el Apéndice I).

Cólicos infantiles: Los cólicos de los bebés pueden estar producidos por múltiples causas que producen dolor: intolerancia a la lactosa, a las proteínas de la leche, gases o estreñimiento. Éstos mejoran mucho, o desaparecen, dándole al bebé una infusión de hinojo o de comino, bien sea a cucharaditas o puesta en el biberón, lo mismo que se usa cuando hay gases intestinales en los adultos. También se le puede dar a cucharaditas una infusión de manzanilla bien cargada. Un remedio que viene de la India, y que me contó una amiga que había vivido allí unos años, consiste en mezclar un poco de asa fétida molida con agua hasta formar una pasta, que se aplicará alrededor del ombligo del bebé. Puesto que esta planta es carminativa y produce calor, ayuda en la resolución de los cólicos.

Colitis, colon irritable: Es éste un problema que puede cursar con cólicos, estreñimiento o diarrea. La colitis y el colon irritable pueden ser consecuencia de un estreñimiento crónico y de la acción irritante de los laxantes. Lo primero que hay que hacer es un enema diario con agua tibia a la que se habrá añadido una cucharada sopera de aceite de oliva. Esto ablandará las heces endurecidas, adheridas a las mucosas intestinales, y desincrustará el intestino, pero se habrán de suspender en cuanto la función intestinal se haya normalizado.

Simultáneamente habrá que seguir una dieta a base de jugos de verduras y frutas durante unos días. Pasado este tiempo podremos volver a introducir alimentos sólidos, evitando los azúcares, los alimentos refinados y los embutidos. Para sanar la mucosa intestinal será bueno tomar una bebida caliente preparada con polvo de kuzu[9] antes de las comidas principales y durante un cierto tiempo. Si al líquido gelatinoso que se consigue con el kuzu añadimos umeboshi, conseguiremos evitar la fatiga, mejorar el sistema inmunitario y alcalinizar la sangre. También será útil la corteza de olmo en polvo a razón de una cucharada sopera disuelta en un litro de agua, al cual añadiremos un cuarto de cucharadita de alginato sódico (disuelto primero en agua y luego hervido en agua brevemente hasta obtener un líquido gelatinoso). Esta dieta y tratamiento deberán seguirse durante dos o tres meses, para estar seguros de que el problema no vuelve a presentarse.

Conjuntivitis: Se trata de una inflamación y/o infección de la mucosa conjuntiva del ojo. Cuando se trata solamente de inflamación se obtendrán buenos resultados haciendo baños del ojo afectado con decocción de aciano, infusión de manzanilla o de eufrasia, o aplicando rodajas de pepino recién cortado sobre los ojos. Si por el contrario se trata de una infección (cuando se producen exudados purulentos, por ejemplo), será conveniente, mientras se espera acudir al especialista, aplicar una gota de plata coloidal a 5 ppm en cada ojo, que se podrá repetir tantas veces como haga falta, ya que no tiene efectos secunda-

---

9   El polvo, o fécula, de Kuzu, se extrae de la raíz de una planta llamada *Pueraria thumbergiana,* o de la *Pueraria hirsuta,* ambas procedentes de Japón. Queremos subrayar esta información porque a menudo intentan colarnos raíz de arruruz *(Marantha arundinacea)* en su lugar, que carece de las propiedades de la primera.

rios.[10] La plata coloidal será útil también para reducir la inflamación de los ojos.

Cortes y rozaduras: Para los pequeños cortes que podemos hacernos fácilmente a menudo en la casa, será de gran utilidad el aplicar aceite de lavanda, que es desinfectante y estimula la regeneración de los tejidos.

Si estamos en el campo y no llevamos aceite de lavanda, podemos quemar unas hierbas y aplicar la ceniza obtenida sobre la herida.

Durante la Segunda Guerra Mundial, en el frente –donde se producían muchas heridas y no simples cortes y rozaduras, y donde faltaban los medicamentos–, se aplicaba turba esterilizada sobre las heridas por sus virtudes astringentes y antisépticas.

Hipócrates, el padre de la medicina, utilizaba hojas de col machacadas y aplicadas directamente sobre la herida, remedio que se viene usando aún hoy en día, sobre todo en los pueblos.

Crisis hepática: cuando hay una crisis hepática causada por la presencia de cálculos en la vesícula, se encontrará un alivio casi inmediato con la aplicación de compresas calientes y húmedas sobre la zona del hígado, seguida de la aplicación de un imán de 3800 gauss sobre la misma zona; todo esto combinado con una infusión de las si-

---

10 *Véase* más información sobre la plata coloidal en el Apéndice II.

guientes hierbas: cardo bendito, cardo mariano flor, ajenjo, diente de león y menta piperita a partes iguales. Se prepara la infusión a razón de una cucharadita de postre para una taza de agua. Se deja reposar 20 minutos, se cuela y se toma sin endulzar.

Para la congestión del hígado se prepara un caldo con raíz de diente de león *(Taraxacum officinale)* cortada a rodajitas junto con hojas de acedera, del que se bebe un vasito 2 veces al día.

Cuando es seguro que hay cálculos en la vesícula, se preparará el siguiente cocimiento: 30 g de *Eupatorium,* 30 g de *Pimpinella saxifraga* y 30 g de *Fucus vesiculosus.* Se cuece a fuego suave durante 1 hora en un litro de agua. Se cuela y se bebe un vasito (100 ml) cada 3 horas.

Si la crisis está causada por haber comido alimentos excesivamente grasos, por el consumo de alcohol o por un disgusto, servirán igualmente las compresas calientes y húmedas y la infusión de las cinco hierbas *(véase* el apartado «Recetas»), a lo cual añadiremos la toma de sales de Schüssler, concretamente Natrium sulphuricum y Kalium muriaticum (o Chloratum, que es lo mismo), a razón de 5 comprimidos 3 veces al día, tomados entre las comidas, toma sublingual.

Depuración: El concepto de «depuración» abarca varios campos: podemos depurar el hígado, depurar los riñones, depurar (limpiar) la sangre o depurar la piel. Si depuramos el hígado, evidentemente también estaremos depurando el resto de nuestro organismo, por lo menos de una forma parcial.

Para una depuración general es de gran ayuda el beber agua caliente. Así como suena. Un buen vaso de agua bien caliente por las mañanas en ayunas nos limpiará el hígado y los riñones, sedará nuestro estómago y normalizará las funciones intestinales.

Otro modo de depurar el organismo es tomando infusión de ortigas *(Urtica dioica* o mayor).

Para una depuración del riñón será bueno tomar el agua de hervir una cebolla cortada a trozos. También es muy utilizada la decocción de la cabellera o estilos del maíz. Hay que asegurarse que éstos han sido recolectados de mazorcas aún no granadas, porque sólo así conservan sus propiedades. Una vez recolectada, esta cabellera se ha de hacer secar rápidamente a la sombra, y luego se conserva en frascos de vidrio oscuro. Para la infusión se utilizarán 30 g de estilos para 1 litro de agua hirviendo. Se deja enfriar y se cuela. Se puede tomar tanta como se desee, y será de gran ayuda en los casos en que se quiera mejorar la eliminación de líquidos, para la inflamación de la vejiga, para eliminar el ácido úrico, etc. Sin embargo, se desaconseja su uso a aquellos que tengan problemas de próstata.

Todas estas infusiones deberán tomarse varias veces al día al tiempo que se sigue una dieta lo más ligera posible: verduras hervidas o al vapor, fruta, yogur natural…

Dermatitis: Se trata de una inflamación de la piel que puede presentar varios aspectos, desde un enrojecimiento causado por agentes químicos irritantes, hasta granitos o vejigas que pican, o una quemadura causada por el sol.

Mientras se espera acudir al médico para conocer por lo menos la causa de la molestia, nos podremos ayudar con algún remedio casero, por ejemplo tomar sopa de ortigas será de gran ayuda, ya que es depurativa.

Otra receta, que me viene de una amiga francesa, que la heredó de su abuela materna, consiste en poner a hervir durante un rato bastantes hojas de geranio *(Pelargonium)* en un litro de agua. Pasado este tiempo, las hojas habrán quedado muy blandas y se pondrán en una gasa para aplicar sobre la piel una vez enfriadas, a modo de emplasto. Se puede repetir la operación varias veces al día.

Desintoxicación - purificación de la sangre: Sabemos que estamos intoxicados y que nuestra sangre necesita purificarse, porque tenemos picores injustificados, la comida nos cae mal, tenemos molestias varias, por ejemplo estreñimiento o por el contrario diarrea, con frecuencia nos sentimos hinchados.

En estos casos sería bueno hacer un ayuno a base de caldos de verduras y zumos de frutas durante 2 o 3 días. Al mismo tiempo debería tomàrse un baño caliente en el que se haya disuelto un kilo de sal de La Higuera (sulfato de magnesio) también llamada sal de Epsom, y cepillarse la piel enérgicamente con un guante de crin. El baño debería durar unos 20 minutos y terminar con una ducha tibia. No se ha de utilizar jabón. Contribuirá a la desintoxicación el tomar cada noche antes de acostarse una cucharadita de café rasa de sulfato de magnesio natural en un vaso de agua.

Este tratamiento debería repetirse un par de veces por semana, hasta que se note que se ha limpiado el organismo, y esto se notará por una mayor ligereza y energía.

Para que el organismo no llegue a intoxicarse tanto, sería bueno tomar de manera regular (por ejemplo, una vez al mes) un purgante, que podría ser el mismo sulfato de magnesio pero en mayor cantidad, por ejemplo una cucharada sopera. También se puede usar el áloe o el aceite de ricino, ya que ambos son purgantes. De esta manera mantendremos libres de toxinas la sangre y el sistema digestivo.

Diabetes: La diabetes aparece cuando el páncreas, por las razones que sean, deja de producir insulina, y se manifiesta principalmente por una sed intensa y excesiva producción de orina.

Los diabéticos deberían vigilar mucho su alimentación y evitar comer alimentos dulces, entre otras cosas. Pero por alguna razón (quizá por aquello de la fascinación de las cosas prohibidas) les cuesta mucho respetar esta recomendación. Hay una planta, la *Stevia rebaudiana,* que tiene un poder edulcorante muy superior al del azúcar, y parece que no sólo no está contraindicada para los diabéticos, sino que tendría el poder de curar la diabetes, restableciendo la función normal del páncreas. Con ella los diabéticos podrían ceder a sus ansias por comer dulce mientras al mismo tiempo se curan.

Para tener una lista completa de los alimentos apropiados para diabéticos, será necesario acudir al médico o a un terapeuta que aconseje.

Además de la dieta y de la *Stevia,* también se aconseja tomar infusiones de *Vinca rosea,* a razón de media taza dos veces al día. Esta infusión es tan efectiva como la insulina. El pepino, por su parte, contiene una enzima que estimula la producción de insulina por parte del páncreas, y debería estar en la mesa de los diabéticos todos los días. Se puede comer en ensalada o pasado por la batidora y bebido, pero en los dos casos completo con su piel.

Diarrea infantil: La situación es delicada porque los niños tienden a deshidratarse con mucha facilidad cuando hay una diarrea. Si estas diarreas se presentan con frecuencia, habrá que llegar al fondo del asunto, buscando las causas de la descomposición.

En todo caso, y mientras se intenta averiguar qué es lo que está causando la diarrea de la criatura, será bueno darle 1 cucharadita de jugo de tomate crudo cada hora. Como alternativa, se le podrá dar 1 cucharada de yogur a la que se añadirá ½ cucharadita de café de algarroba en polvo y un poco de plátano machacado cada 4 horas. También será muy efectivo darle el agua de hervir el arroz.

Diarreas: Hay diarrea cuando se produce un aumento de la frecuencia de las deposiciones y éstas son de consistencia blanda o líquida. Hay muchos remedios para curar las diarreas. Uno de ellos consiste en trocear un hueso de aguacate, tostarlo al horno y reducirlo a polvo en un mortero. En una infusión de llantén se pondrá 1 g de este polvo y se tomará 3 veces al día.

Sin embargo, mi remedio preferido consiste en tomar plata coloidal a 10 ppm, y a razón de 1 cucharadita de postre cada hora hasta que haya desaparecido la molestia, sobre todo si la diarrea está provocada por alguna bacteria o virus. La plata coloidal será útil también si además de la diarrea hay vómitos. Y si además de la plata coloidal disponemos de un Zapper[11] y podemos aplicarnos las corrientes durante media hora, la diarrea desaparecerá rápidamente.

También la manzana cruda rallada y dejada una media hora al aire para que se oxide ayudará a eliminar la diarrea.

Para diarreas de larga duración, será útil tomar durante un tiempo una mezcla de una cucharada de aceite de ricino con una cucharadita de brandy antes de acostarse.

Otro sistema para tratar las diarreas lo refiere la prestigiosa revista médica *The Lancet,* que la considera uno de los hallazgos médicos más importantes del siglo XX, y consiste en mezclar 1 litro de agua con 1 cucharadita de postre de sal y 8 cucharaditas de azúcar. Este método ha salvado muchas vidas en casos en los que la diarrea habría podido ser fatal. Evidentemente, quien sufra de

---

11 El Zapper es un aparato ideado por terapeutas norteamericanos que sirve para matar bacterias y virus que puedan haberse introducido en el organismo. Cumple su función gracias al hecho de producir unas frecuencias determinadas y una onda cuadrada. Sin embargo, habrá que desconfiar de todas las variantes que han sido introducidas posteriormente a su creación, sobre todo de los aparatos que se conectan al cuerpo por medio de pulseras, o que se aplican directamente al cuerpo, y que la doctora H. R. Clark desechaba con un gesto de desprecio diciendo: «¡Eso no sirve para nada!».

candidiasis no podrá utilizar este remedio, por más que lo alabe la revista.

Dientes: A estas alturas de la película no hace falta insistir en lo importante que es la higiene de la boca, no sólo por la boca en sí, sino porque cuando los dientes no están sanos, falla la digestión, ya que no podemos masticar bien, además de ser la boca una posible puerta de entrada de infecciones y enfermedades.

Si dejamos de lado los dentífricos habituales en el comercio, tenemos un amplio abanico de posibilidades: podemos lavarnos los dientes con agua y sal fina, con agua y bicarbonato disuelto, con hierbas aromáticas secadas y pulverizadas, tales como la salvia, el tomillo, el romero. Todas ellas tienen propiedades antibacterianas, y por consiguiente cumplirán perfectamente con el cometido de mantener la boca limpia y sana.

Los macrobióticos usan un polvo oscuro para la limpieza de la boca que no es otra cosa que berenjena carbonizada y molida. Se llama Dentie y se le atribuyen muchas virtudes, por ejemplo la de quitar el dolor de muelas si se aplica amasado con agua durante un par de horas sobre la zona afectada.

En el caso de que las encías estén inflamadas, en lugar de utilizar un cepillo para limpiarse los dientes, se aconseja utilizar el dedo a modo de cepillo, untándolo en el producto que se haya decidido para la higiene. Además será de gran utilidad hacer enjuagues con agua oxigenada mezclada con agua a partes iguales. En pocos días desaparecerá la inflamación y los dientes se sentirán más fuertes y seguros en sus alvéolos. Sin embargo, este remedio sólo se podrá aplicar si no hay metales en la boca.

Digestiones pesadas o difíciles: Hay muchas hierbas famosas por sus propiedades digestivas, entre ellas la mejorana, el laurel o la salvia, todas ellas tomadas en infusión después de las comidas.

La digestión puede ser difícil también porque el ácido clorhídrico es insuficiente. La doctora Clark aconsejaba el uso de ácido clorhídrico al 1 por 100 para completar el que faltase en el estómago. Pero en la actualidad, debido a la aplicación del *Codex Alimentarius,* cada vez se reduce más la posibilidad de escoger remedios según nuestro criterio, y el ácido clorhídrico ya no se consigue si no es con receta médica. Sin embargo, buscando entre las posibilidades de la farmacopea natural, hemos encontrado: Molkosan, del laboratorio A. Vogel; Lacticol, de Soria Natural; y Betaína HCL con Pepsina, de Lamberts. Si bien no es lo mismo que el ácido clorhídrico directo, cualquiera de estos remedios es una buena alternativa.

Sin embargo, la digestión puede ser pesada por culpa del hígado. Será entonces muy útil tomar la infusión de las cinco hierbas, que se explica en las recetas en el Apéndice I. En pocos minutos desaparecerá la molestia. No pocas veces tomando esa infusión desaparece también el dolor de cabeza cuando está producido por la mala digestión.

Diverticulitis: Los divertículos son bolsas o sacos que forman apéndices a lo largo de una cavidad, como el esófago y los intestinos, y la diverticulitis o diverticulosis es una inflamación de los divertículos que causa dolor, estreñimiento, ocasionalmente diarrea, y puede incluso llegar a causar una oclusión intestinal.

Cuando se presenta este problema, causado en principio por la debilidad de las paredes del esófago y/o el intestino, habrá que evitar la fibra no soluble y adoptar una dieta suave, para evitar agravar la inflamación de los divertículos. La cirugía habrá de ser siempre un procedimiento reservado a los casos más graves y complicados. Igualmente se desaconseja la hidroterapia de colon para las personas con divertículos, colon irritable y enfermedad de Crohn por razones evidentes.

Como remedio vegetal en todos los casos que afectan las mucosas del esófago-estómago-intestino, recomendamos el uso del kuzu, del que ya hemos hablado con anterioridad *(véase* nota n.º 9 para Colitis), al cual añadiremos una pequeña cantidad de pasta de umeboshi.[12] También será útil tomar corteza de olmo rojo en polvo mezclada con alginato sódico *(véase* el apartado «Recetas»).

Dolores articulares: Los dolores articulares pueden ser debidos a reumatismo, a la artrosis, a un golpe o al haber utilizado en exceso esa articulación, por ejemplo por haber caminado mucho si el dolor es en la cadera, en las rodillas o en los tobillos.

---

12 La umeboshi es una ciruela fermentada, muy utilizada en la cocina macrobiótica, que además de ayudar a curar en combinación con el kuzu, también sirve para reforzar el sistema inmunitario y alcalinizar la sangre.

Para aliviarlos, se masajeará la zona dolorida con aceite de ricino en el cual se haya puesto en maceración una cantidad suficiente de flores de lavanda. Para las cantidades, sugiero llenar un bote de vidrio con flores de lavanda, y luego verter el aceite de ricino hasta que las cubra. Se dejará la mezcla en maceración durante diez días, después de lo cual se podrá utilizar sin necesidad de colar el aceite de ricino.

También ayudará la aplicación de un imán de 3800 gauss, por su lado norte, o una tira de imanes (tipo collar) si la articulación lo permite, por ejemplo si el dolor es en las muñecas, en las cervicales o en los tobillos.

Dolor de cabeza: Muchas veces el dolor de cabeza está causado por una comida demasiado abundante y grasa, que impide que el hígado cumpla su función. Una infusión de cinco hierbas: cardo bendito, cardo mariano flor, ajenjo, diente de león y menta piperita a partes iguales, ayudará la digestión y nos quitará el dolor de cabeza *(véase* en el apartado «Recetas»).

Pero el dolor de cabeza también puede estar causado por haber inhalado productos químicos, tales como los productos de limpieza, los ambientadores, colonias y perfumes, gases de los coches, humos de las fábricas, etc. Tendemos a olvidar que todos estos productos están fabricados con derivados del petróleo, con los llamados *compuestos aromáticos,* y que nuestro organismo los rechaza y se defiende de ellos como puede. A algunos sólo les causarán molestias, mientras que a otros pueden incluso llegar a causarles desmayos y urticarias.

En estos casos, la mejor solución es alejarse de la fuente de contaminación y respirar al aire libre, preferiblemente en un parque o por lo menos en un sitio con árboles, y beber mucha agua.

Evidentemente en las farmacias hay una variedad de remedios para el dolor de cabeza, pero éstos lo único que hacen es enmascarar el problema, lo cual puede a la larga ser mucho peor.

Dolor de muelas: Está claro que el dolor de muelas no viene porque sí, y probablemente detrás de él habrá una caries o alguna infección. Sin embargo, para poder aguantar mientras se acude al dentista, será de ayuda el aplicar aceite de clavo en la muela afectada. También ayudará la aplicación sobre el lado de la cara afectado de un imán de 3800 gauss por el lado norte. Otro remedio será aplicar sobre la zona compresas tan calientes como se puedan soportar. Si no hay metales en la boca, se podrán hacer enjuagues de agua oxigenada mezclada con agua a partes iguales.

También se puede aplicar sobre la muela que duele una pasta hecha con agua y Dentie, un dentífrico usado en la macrobiótica, y que está hecho a base de berenjena carbonizada y molida.

Dolor de oídos: *Véase* Otitis.

Eccemas: Es importante, antes de cualquier otro tratamiento, limpiar la sangre, por ejemplo con tintura de equinácea mezclada con tintura de hydrastis (10-15 gotas de cada una en un poco de agua 3 veces al día), infusiones de zarzaparrilla o de raíz de bardana. La dieta también deberá acomodarse a la necesidad de limpiar la sangre, con muchas ensaladas y jugos vegetales, donde no habrán de faltar los berros, las ortigas y los pepinos. El jugo de los berros, aplicado directamente sobre las zonas eccematosas, aliviará la irritación y puede incluso llegar a curar el problema. También será útil el tubérculo fresco de gamón (asfódelo): se corta la punta del tubérculo y se pasa varias veces al día sobre la zona eccematosa, cortando una rodajita del tubérculo cada vez que se vaya a hacer una nueva aplicación. Otro remedio puede ser el destilado de hamamelis, aplicado con un algodón o una gasa, siempre que la piel no presente herida.

Epilepsia: La epilepsia es una afección crónica que se caracteriza por crisis de convulsiones de repetición, debidas a una descarga excesiva de las neuronas cerebrales. Puede llegar a ser una urgencia médica, ya que si el enfermo no es atendido rápidamente puede causar graves lesiones al cerebro y/o al corazón y hasta puede producir la muerte. Las convulsiones frecuentemente van acompañadas de pérdida de conciencia, con caídas y lesiones a veces graves.

Según la doctora Hulda R. Clark, la epilepsia es una de las enfermedades causadas por la presencia de parásitos,[13] y más concretamente de larvas de *Ascaris* (un

---

13 Ha de quedar claro que cuando hablamos de parásitos nos referimos a todo lo que vive dentro de nosotros y se alimenta de nosotros, tanto si son bacterias, virus, lombrices u hongos (micosis).

gusano nematodo), que a su vez están contaminadas con bacterias, por ejemplo la *Bacteroides fragilis* y el virus *Coxsackie*. Éstos producen inflamación en el cerebro que se traduce luego en ataques epilépticos. En este caso, el remedio consistiría en eliminar los parásitos con el tratamiento propuesto por la doctora Clark, es decir, tintura de nogal negro y cápsulas de clavo y ajenjo, además de corrientes con el Zapper.

Como que en cuestiones de enfermedad y de salud no siempre dos y dos son cuatro, puede ser que en un determinado caso no se trate de parásitos. Entonces será útil tomar infusiones de hojas de muérdago *(Viscum album)* a razón de 60 g de hierba para ½ l de agua. Si buscamos un remedio homeopático, también será útil tomar Sambucus nigra o Paeonia officinalis 3x.

Espina clavada: Si la espina o astilla sobresale algo, pero no lo suficiente para poderla coger con unas pinzas, se le echará encima un poco de la cera derretida de una vela. Cuando ésta se haya enfriado y endurecido se sacará la cera que arrastrará consigo la espina. También sirve pegar una tira de celo o de otra cinta adhesiva sobre la zona donde se encuentra la espina y estirar: el celo se llevará la espina o astilla.

Si, por el contrario, nos hemos tragado una espina de pescado y la tenemos clavada en algún punto de la garganta o del esófago, masticaremos miga de pan hasta ensalivarla bien y luego la tragaremos. Si la espina no se va a la primera, repetiremos la operación. Éste es un remedio que se usaba en mi casa cuando era niña. No sé por qué entonces siempre había alguien que se tragaba una espina, ahora ya no nos sucede... También se dice que beber zumo de limón puro o vinagre a pequeños sorbos acaba debilitando o deshaciendo la espina hasta que desaparece, puesto que se trata de calcio y el limón y el vinagre lo disuelven. Pero es un remedio bastante lento y mucho limón o vinagre en grandes cantidades puede acabar causando molestias en el aparato digestivo.

Estómago delicado: Cuando hablo de «estómago» me refiero a lo que está por encima del ombligo, lo que está por debajo es «intestino», y hago esta aclaración porque la gente tiene tendencia a hablar de «estómago» y de «digerir» pensando en la parte baja del abdomen y explicar si es estreñida o no. Un estómago delicado es aquel que tarda horas en digerir la comida, produce ardor, pesadez, reflujo y malestar, a veces todos estos síntomas juntos, otras veces sólo alguno de ellos. Otras veces el bolo alimentario ha pasado más allá del estómago, pero éste ha quedado sensibilizado, con una sensación de dolor o ardor en la zona.

En este último caso será de gran ayuda el tomar agua de avena. Se hierve la avena en grano (4 cucharadas para 1 litro de agua) durante por lo menos 15 minutos, después de lo cual se cuela y se bebe el caldo. Esta agua es útil para reparar un estómago dañado por una gastritis, y será de ayuda en el caso de úlceras de estómago y de colitis ulcerosa.

Para ello también servirá el tomar kuzu, una fécula conseguida de la raíz de una planta llamada *Pueraria thumbergiana* o *Pueraria hirsuta.* Se encuentra en tiendas de dietética y habrá que asegurarse de que el kuzu esté hecho con esta planta, porque muy a menudo lo que nos ofrecen es un kuzu hecho con harina de arruruz *(Marantha arundinacea),* que sirve para espesar salsas pero no tiene propiedades curativas, o en todo caso muy limitadas. Otro remedio muy efectivo para las molestias de estómago, es tomar corteza de olmo en polvo disuelta en agua.

Si por el contrario nos referimos a la lentitud en la digestión, se aconseja entonces tomar la infusión de las cinco hierbas *(véase* el apartado «Recetas»). En pocos minutos se solucionará el problema al estimular el hígado y la vesícula biliar, y la persona volverá a sentirse bien.

Cuando el problema es una gastritis, será de gran ayuda beber agua caliente en abundancia, pero a pequeños sorbos.[14]

Estreñimiento: El estreñimiento es la incapacidad temporal o crónica de vaciar el intestino con regularidad. A veces está causado por la dieta, pero hay ocasiones en que el intestino es perezoso, y habrá que tener paciencia y *educarlo* para que cumpla su función con regularidad. Las plantas podrán ayudar, unas por la acción mecánica de mucílagos y fibras, y otras por su efecto laxante o purgante. Sin embargo, no es conveniente tomar laxantes de manera habitual, porque lo único que se consigue es que

---

14 Véase *Your Body's Many Cries for Water,* del doctor F. Batmangelidj.

el intestino se vuelva cada vez más perezoso, la musculatura pierda tonicidad y finalmente sea incapaz de funcionar y necesite de ayudas externas. Tampoco es conveniente funcionar a base de supositorios y enemas por la misma razón. No olvidemos que los laxantes, supositorios y enemas funcionan porque producen una irritación de las mucosas, que a la larga puede desembocar en una enfermedad más o menos grave.

Si el estreñimiento es de larga duración, será útil tomar una cucharada sopera de aceite de ricino disuelta en un vaso de limonada caliente por la noche antes de acostarse. Sin embargo, esto no se podrá hacer si hubiera apendicitis o se sospecha que pueda haberla.

Las semillas de lino, molidas y añadidas a cualquier alimento (los cereales de la mañana, una sopa, el yogur…) también serán de ayuda para normalizar el intestino.

Aunque el estreñimiento no sea una verdadera enfermedad, sin embargo predispone el organismo a contraer varias, algunas de ellas serias. Por ello nunca habría que permitir que se vuelva crónico.

Una manera de prevenir y de curar el estreñimiento es con la dieta, que habrá de ser rica en fibra, tanto soluble como no soluble (pero ésta última sólo si no hay problemas de colon irritable). Por la mañana en ayunas se tomará un vaso grande de agua bien caliente, que tendrá la virtud de limpiar el hígado, apaciguar el estómago y normalizar el intestino. También ayudará el tomar abundante vitamina C, ya sea natural (naranjas, kiwis, perejil…) o en polvo y disuelta en agua. Será también útil el ejercicio, la reflexología podal y el masaje directo sobre el vientre. Y paciencia, mucha paciencia, ya que no se puede pretender arreglar en una semana lo que lleva meses o años estropeado. Siempre sugiero a los que padecen este problema que se vayan al baño con una revista o un libro, y que dediquen el tiempo que haga falta. De esta manera educarán el intestino a recuperar una función que perdió en algún momento.

Cuando el estreñimiento se da en niños, es necesario intervenir rápidamente, porque es en la infancia cuando se adquieren los hábitos que luego nos acompañarán toda la vida. En el caso de los niños será bueno darles agua caliente a cucharaditas o en el biberón, un poquito de zumo de naranja y quizá hacerles un masaje suave sobre el vientre en el sentido de las agujas del reloj.

Fiebre: La fiebre es una elevación de la temperatura corporal producida por nuestro cuerpo para defenderse de algún ataque externo. Vaya por delante que si la fiebre no es demasiado alta, es mejor dejar que haga su curso sin interferir, ya que es una manera que tiene el cuerpo para defenderse y curarse. Pero si queremos librarnos de ella, habrá que ir probando remedios hasta encontrar la receta adecuada para nosotros.

– Se hierve corteza de sauce *(Salix alba)* a razón de 5 g por taza de agua durante 15 minutos. Una vez apagado el fuego se deja reposar 10 minutos más, se cuela y se bebe. Se repite la operación 2 o 3 veces al día. El sauce contiene salicina, que actúa contra la fiebre y el dolor, pero hay que tener precaución, ya que se trata del mismo principio activo que conforma la aspirina comercial, y se deberá evitar en el caso de úlceras de estómago, pues podría provocar una hemorragia.

– Otro método consiste en cortar en lonchas tofu fresco y aplicarlo sobre la frente. En este caso habrá que vigilar que la temperatura no baje demasiado. Éste es un método que se utiliza sobre todo con los niños, por su inocuidad.

– Cataplasmas de hojas frescas de verdolaga, picadas y aliñadas con sal y vinagre, que se aplicarán sobre la planta de los pies.

Fiebre de heno: La fiebre de heno no necesariamente se presenta con fiebre. Se trata de una forma de alergia debida a los pólenes que hay en el aire y contra los cuales nuestro organismo reacciona, ya que no los reconoce. Es muy útil, cuando se presenta un ataque, ayunar de alimentos pesados, tomar únicamente fruta y caldo de verduras y descansar tanto como sea posible. También en este caso ayudará a superar el trance el comer alimentos crudos, evitar todas las carnes y sus derivados, y evitar también el azúcar, ya sea moreno o refinado. Para beber se podrá tomar infusión de eufrasia endulzada con miel.

Flatulencia: Es una distensión del aparato digestivo por gases contenidos en éste, causados habitualmente por determinados alimentos o por nuestra dificultad de digerirlos.

Aparte de los alimentos que causan gases, la flatulencia también puede ser debida a la anemia. Se sugiere en este caso comer alimentos ricos en vitaminas del grupo B. Si esto no es suficiente, habrá que tomar algún digestivo. Una infusión de semillas de anís, hinojo y comino hará milagros para eliminar o al menos reducir los gases. También será útil la infusión de las cinco hierbas para el hígado, que se encontrará en el apartado «Recetas» (Apéndice I). También va muy bien comer ajo, o tomar comprimidos de carbón vegetal.

Otro remedio consiste en tomar una infusión hecha con semillas de alcaravea machacadas, dejadas reposar en el agua durante 20 minutos antes de colar y beber.

Se entiende que al mismo tiempo que se están tomando los remedios apuntados, habrá que eliminar, o por lo menos reducir, los alimentos que nos producen los gases. Entre ellos, además de las legumbres, hay que recordar que muchas hortalizas crudas causan flatulencia, por ejemplo la lechuga es una de ellas. También habrá que vigilar la compatibilidad de los alimentos, y evitar beber agua o refrescos durante las comidas. Por el contrario, un poco de vino tinto ayudará en la digestión.[15]

Si la flatulencia es crónica, será bueno tomar Nux moschata homeopática, a razón de 5 gránulos antes de las comidas durante bastante tiempo.

Furúnculos: Los furúnculos son infecciones del estrato subcutáneo, que pueden estar producidas por protozoos (por ejemplo, *Leishmania tropica),* por bacterias varias o

---

15 Un buen libro para conocer qué alimentos son favorables y cuáles no, es *Bienestar intestinal,* de Véronique Liégeois, publicado por Ediciones Obelisco.

por virus. En algunos países de América Latina los llaman nacidos ciegos o no nacidos, indistintamente. Acostumbran a tener un tamaño considerable, se localizan a bastante profundidad en el músculo y son muy dolorosos. Pueden mantenerse latentes durante un tiempo y sin producir síntomas, pero cuando «despiertan» y emprenden su camino hacia la superficie es cuando se vuelven dolorosos. Yo he visto furúnculos que habían aflorado en el glúteo formando una especie de volcán de color rojo morado y con una cabeza del tamaño de más de medio centímetro, y que impedían incluso que la persona pudiera sentarse.

El tratamiento es bastante sencillo. Aparte de mejorar la alimentación, evitando los alimentos especialmente contaminantes, como azúcar, embutidos, fritos..., deberán aplicarse compresas muy calientes y húmedas para hacerlos madurar rápidamente y que vacíen su contenido. Una sola vez no será suficiente, es decir, que a pesar de que se pueda haber vaciado el contenido de un furúnculo, éste volverá a aparecer, pero cada vez con menos fuerza. Es pues conveniente que las aplicaciones de los paños húmedos calientes se hagan con regularidad hasta agotar el organismo que producía los furúnculos. No estará de más hacer un tratamiento contra parásitos, para ayudar desde dentro a la eliminación de los microorganismos causantes del problema. Sólo de esta manera se conseguirá eliminar los furúnculos con el mínimo de cicatrices.

Por supuesto se desaconseja el tratamiento quirúrgico, que, además de dejar cicatrices, lo que hace es extender la infección a otras partes donde antes no la había.

En todo caso, la persona afectada ganará mucho tiempo si hace el ayuno para desacidificar la sangre, que podrá encontrar en el Apéndice II.

Gota: Ésta es una de las enfermedades donde está más clara la relación de causa y efecto con la alimentación. Está causada en gran parte por el consumo excesivo de bebidas alcohólicas, carnes y sus derivados, todo tipo de azúcares y carbohidratos, y demasiado poca verdura y fruta, y se manifiesta por la aparición de ácido úrico y uratos en la sangre. Esto produce ataques dolorosos en las articulaciones, donde se forman depósitos uráticos (tofos) siendo los dedos gordos del pie los más afectados. Así pues, lo primero que hay que hacer es modificar la dieta, evitar el alcohol, beber mucha agua, siempre que se pueda caliente, y hacer ejercicio.

Se empezará con dos días de ayuno a base de agua caliente, jugos de verduras y zumos de frutas, agua de perejil *(véase* el Apéndice II) y un laxante suave para ir limpiando el sistema de todas las toxinas acumuladas. Será de gran ayuda también tomar un baño caliente de media hora en el que se habrá disuelto un kilo de sal de La Higuera (sulfato de magnesio). Después de esos dos días de ayuno se reemprenderá una alimentación ligera, basada exclusivamente en hortalizas al vapor aliñadas con poquísima sal y poco aceite de oliva. Pasada una semana, y una vez normalizada la situación y desaparecido el ataque de gota, se podrá ir reintroduciendo algún alimento más consistente, pero intentando no volver a los hábitos anteriores.

Sobre la articulación dolorida (frecuentemente el dedo gordo del pie, pero también otras articulaciones) se aplicarán compresas calientes y húmedas, o cataplasmas preparadas por ejemplo con hojas de col sumergidas brevemente en agua hirviendo.

Cada noche, antes de acostarse, será bueno tomar una cucharadita de café de sulfato de magnesio natural disuelto en agua. Durante un tiempo, y como medida de precaución, será bueno repetir un día de ayuno a la semana.

Granos e impurezas: Sobre todo en la adolescencia, pero a veces también más tarde, ciertas personas, tanto mujeres como hombres, se llenan de granos e impurezas en la cara, el escote y la parte alta de la espalda, con gran desesperación en los afectados, ya que esta situación se presenta en una época de la vida en la que es muy importante la apariencia física. Será fundamental entonces proceder a una limpieza a fondo del organismo y de la sangre.

En estos casos será muy útil tomar sal de La Higuera (sulfato de magnesio) junto con crémor tártaro. Se preparará a razón de una cucharada sopera rasa de sulfato de magnesio y una cucharadita de postre de crémor tártaro para un litro de agua. De esta agua se tomará cada día en ayunas un vasito (unos 40 ml), que irá depurando el organismo y limpiando la cara y demás partes del cuerpo de los fastidiosos granitos.

Está claro que al mismo tiempo la persona afectada deberá controlar su alimentación, evitando embutidos, azúcares, bebidas industriales, alcohol, fritos..., y cuando su situación se haya normalizado, y se haya limpiado, debería seguir controlando su alimentación, para evitar recaídas.

Grietas en los talones: Son hendiduras longitudinales de la epidermis que a veces pueden llegar a ser profundas y provocar sangrado. Indican un estado deficiente de la alimentación o de la asimilación de los alimentos, y deberían ser estudiadas por un profesional de la medicina.

Mientras se espera que esto tenga lugar, habrá que intentar ayudarse con remedios caseros. Se coge el hueso de un aguacate y se machaca en un mortero. Con la papilla resultante se hará una cataplasma que se colocará entre dos gasas y se aplicará sobre la zona por la noche al acostarse. Será bueno poner el pie así preparado dentro de una bolsa de plástico para evitar ensuciar las sábanas. Por la mañana, una vez desechada la cataplasma, se aplicará aceite de almendras, masajeando bien para hacerlo penetrar. Estas dos operaciones deberán repetirse durante un tiempo considerable.

Además de este tratamiento localizado, habrá que tomar las vitaminas A y E.

Gripe: La gripe, lo mismo que el resfriado, está producida por virus, los llamados rinovirus, que son también los causantes del resfriado común, y, como es bien sabido, los antibióticos no sirven en presencia de virus. Como dice el dicho popular, un resfriado (o una gripe) si se trata dura siete días, y si no se trata dura una semana. Esto significa que lo mejor en estos casos es guardar cama, tomar muchos líquidos y esperar a que el cuerpo por sí solo supere el problema. Sin embargo, si lo que queremos es librarnos rápidamente de la gripe, evitaremos del todo el tomar leche (ya se sabe que produce mucosidad), y la que se tome no deberá ser desnatada ni semidesnatada, sino leche entera, según explica Walter Last, un bioquímico que estudió a fondo el problema de las afecciones de las vías respiratorias y llegó a interesantes conclusiones. Para conocer más a fondo su punto de vista, *véase* en el Apéndice II «Un modo rápido de eliminar las enfermedades respiratorias», donde entre otras cosas explica que el hacer disolver en la boca azúcar blanco, moviéndolo de un lado para otro y escupiéndolo después, hará bajar la mucosidad de la cabeza, lo que nos permitirá volver a respirar libremente.

Mientras esperamos que la gripe, o el resfriado, se vayan, podremos tomar infusiones bien calientes de flores de borraja, de hojas de eucalipto, de hojas y amentos de sauce blanco (tengan cuidado las personas con úlcera gástrica, ya que el sauce contiene salicina, que actúa como la aspirina). Por otra parte, la alimentación deberá ser muy ligera para dejar descansar el organismo y permitir que se recupere solo.

Gusanos intestinales: Hay que insistir en primer lugar en que los gusanos intestinales aparecen por falta de higiene y son, en principio, un problema infantil, aunque también se encuentran adultos afectados por estos desagradables inquilinos.

La prevención consistirá pues en observar una higiene rigurosa de las manos. No nos cansaremos nunca de decir que antes de comer o cocinar hay que lavarse las manos, que cuando se llega a casa de la calle hay que lavarse las manos, que cuando se ha estado jugando con el perro o con el gato hay que lavarse las manos, que no hay que morderse las uñas… Y cuando decimos «lavarse las manos» queremos decir lavarlas con agua y jabón. Y que perros y gatos no deben dormir sobre nuestra cama, ni acercarse a nuestra mesa mientras comemos.

Una vez estos antipáticos parásitos se han instalado en nuestro organismo, podemos hacer varias cosas:

— tomar una buena purga. Ésta podrá ser una dosis de aceite de ricino (una cucharada sopera o dos, según el peso de la persona afectada) o de sulfato de magnesio;
— mezclar ajiaceite (alioli) con agua tibia hasta conseguir un líquido lechoso, con el que se harán lavativas para expulsarlos. Iniciaremos el tratamiento 2-3 días antes de la luna nueva, o, si no es posible, 2-3 días antes de la luna llena;
— tomar infusiones de ajenjo durante unos cuantos días;
— tomar la raíz seca de helecho *(Polypodium vulgare)* a razón de 2-3 g al día. Es un vermífugo y un laxante suave, apropiado especialmente para los niños;
— para los casos más graves, otro remedio consistirá en hacer la cura de parásitos de la doctora H. R. Clark, a

base de tintura de nogal negro americano y cápsulas de clavo y de ajenjo.[16]

Heridas causadas por quemaduras: Estas quemaduras pueden haber sido causadas por algún ácido. En este caso aplicaremos bicarbonato sódico disuelto en agua hervida. Si la quemadura es importante, bañaremos una gasa en esta agua y la aplicaremos sobre la quemadura, manteniéndola en su sitio con un vendaje que cambiaremos con frecuencia.

Si la quemadura es causada por un álcali, por ejemplo sosa cáustica, aplicaremos vinagre o jugo de tomate crudo.

Naturalmente, la quemadura podrá también ser consecuencia de haber entrado en contacto con agua hirviendo, de habernos acercado demasiado al fuego, o de haber tomado el sol sin la protección adecuada.

Para cualquier quemadura, será de gran utilidad la aplicación de clara de huevo batida, que servirá para regenerar la piel, ya que es rica en colágeno.

Otro remedio muy bueno para las quemaduras es el tepezcohuite. Se trata de una planta que crece en México y con la cual se prepara una pomada muy efectiva.

Si la herida está infectada, será bueno cubrirla con miel pura que se protegerá con un vendaje. Se cambiará cada día. La miel arrastrará consigo la materia purulenta que pueda haberse formado.

---

16 Para saber más, *véase* el libro *La técnica Clark para el tratamiento del cáncer*, de Loto y Ayax Perrella, publicado por Ediciones Obelisco.

Herpes o culebrilla: El herpes está causado por el virus de la varicela, que puede permanecer inactivo en el organismo durante muchos años, hasta que un día, ya sea a causa del estrés, de unas defensas bajas o incluso de un gran disgusto, este virus se activa y aparece bajo forma de herpes. También puede activarse debido a un estreñimiento de larga duración o por consumir demasiada carne y sus derivados.

Habrá pues que reducir o excluir el consumo de carne y embutidos, y pasar a una alimentación a base jugos de verduras y verduras crudas, después de haber hecho un ayuno de unos cuantos días. También será necesario aplicarse un enema diario mientras dure el ayuno, seguido de un baño caliente en el que se habrá disuelto medio kilo de sulfato de magnesio.

Dará mucho alivio, e incluso puede llegar a curarse, el aplicar el jugo de las hojas de la hierba mora *(Solanum nigrum),* lo mismo que para la psoriasis, la tiña y otros problemas de la piel. Además será importante tomar dosis abundantes de vitamina B 12.

También en este caso valen las mismas recomendaciones que para la psoriasis. *(Véase* esta entrada).

Si hablamos de herpes labial, entonces un buen remedio consiste en aplicar própolis con miel sobre los labios o, como alternativa, aceite esencial de lavanda.

En todos los casos deberán aplicarse las pautas alimentarias detalladas arriba.

Hipo: Consiste en un espasmo súbito del diafragma, que nos sacude a intervalos regulares, y que puede durar más o menos tiempo. Se puede parar con distintos métodos: con reflexoterapia podal; con manipulaciones del Diencham en la cara;[17] causando un susto fuerte a la persona, o bebiendo agua lentamente a sorbos. Sin embargo, acabo de aprender un método que está especialmente indicado para los niños pequeños, a los cuales no se les pueden aplicar los métodos mencionados arriba por razón de su edad. Éste consiste en hacer una bolita suave con hilo de seda, de algodón o de lana y aplicarla en medio de la frente teniéndola en su sitio con un dedo. Al poco rato el hipo habrá desaparecido.

Hongos: Hablar de hongos es bastante peliagudo, puesto que pueden aparecer en cualquier parte del cuerpo, y muchas veces sin una causa aparente.

Puede haber hongos en las uñas de manos o pies, puede haberlos en los pliegues que hace la piel en algunas partes del cuerpo si tenemos exceso de peso, pueden presentarse en la parte interior de los codos o de las rodillas. Pero también puede haber hongos en zonas de la piel que no están sujetas a una sudoración especial. Y puede haber hongos vaginales, que pueden extenderse por el perineo hasta la zona anal, o hacia arriba y atacar otros órganos internos, tales como los intestinos, el estómago, el hígado... En este caso, los hongos tienen un nombre: se llaman *Candida albicans*.

---

17 El Dien-cham es un sistema de reflexología facial que actúa sobre los distintos órganos del cuerpo según los puntos sobre los que se trabaje.

En todo caso, y sea donde sea que se manifiesten, son unos huéspedes muy desagradables, porque ni han sido invitados ni son del gusto de nadie.

Un remedio útil, estén donde estén los hongos, consiste en poner en remojo las partes afectadas en agua caliente y bicarbonato sódico disuelto durante un mínimo de quince minutos cada vez. No se enjuagará la parte después de ese remojo, sino que se secará suavemente sin frotar. Estos lavados deberán efectuarse dos veces al día durante un tiempo, hasta que se vea que los hongos empiezan a secarse y a nacer piel nueva o uñas nuevas.

Hay otro remedio que también parece ser eficaz: aplicar Vicks Vaporub sobre las uñas con hongos, y me aseguran que es muy efectivo. Puede que la aplicación de los dos remedios juntos, baños con agua y bicarbonato seguidos de la aplicación de Vicks Vaporub, sea mucho más efectiva, pero hay que comprobarlo.

Si por el contrario se trata de hongos vaginales, será necesario atacar con mucha más contundencia. Esto no significa que no deban hacerse los lavados con agua y bicarbonato, pero además habrá que hacer un tratamiento específico y seguir una dieta adecuada.[18]

Si los hongos aparecen en sitios donde no es posible actuar con el agua y bicarbonato, por ejemplo el intestino o cualquier otro órgano interno, será necesario hacer un tratamiento más contundente, por ejemplo el indicado por la doctora H. R. Clark.

18 *Véase* mi libro *Candidiasis, verdades y mentiras de una enfermedad,* publicado por Ediciones Obelisco.

Para los hongos de la boca (aftas), *véase* el apartado dedicado al bicarbonato sódico, donde se explica el modo de actuación.

Inapetencia: Me refiero a la inapetencia normal, no a la anorexia, que es un problema más serio que requiere la intervención de un especialista y un tratamiento psicológico.

Hay muchas recetas para curar la inapetencia, algunas funcionan mejor que otras, sólo se trata de encontrar la que nos sirva a nosotros en concreto.

Una de ellas se prepara con ½ kg de bayas de enebro que se ponen a hervir en 3 l de agua hasta que estén tiernas. A este punto se aplastan y se vuelven a hervir unos minutos, después de lo cual se pasan por un cedazo. Una vez enfriado el líquido se le añade suficiente miel hasta conseguir un jarabe líquido. Se envasa en tarros de vidrio y se cierran bien. Una cucharadita de postre antes de las comidas estimula el apetito y mejora la circulación.

Otro remedio interesante está constituido por las sales de Schüssler *(véase* el Apéndice II). En el caso concreto de la inapetencia, será útil tomar Kalium phosphoricum combinado con Calcium phosphoricum.

Indigestión (mala digestión): Muchas veces la mala digestión se debe a un estado de estrés producido por distintas causas. En ese caso no servirán de mucho ni la dieta, ni los remedios. Este problema puede incluso producir dolores de cabeza importantes. Lo primero que habrá que hacer es alejarse de la causa del estrés, hacer reposo no sólo del trabajo sino también con respecto a nuestra alimentación habitual. La alimentación deberá ser ligera o incluso líquida (zumos y caldos) durante unos días, y luego poco a poco se irán introduciendo alimentos sólidos pero de fácil digestión. Y, cómo no, se tomará la infusión de las cinco hierbas *(véase* el apartado «Recetas») para estimular el hígado. En los momentos de crisis ayudará mucho la aplicación de la cara norte de un imán de 3800 gauss sobre el estómago o el hígado, según cual esté molestando más en ese momento. O sobre los dos órganos si disponemos de dos imanes: en ese caso se aplicarán con los polos invertidos: sur sobre un órgano y norte sobre el otro.

Pero la mala digestión también puede estar causada por un trastorno de las funciones digestivas, por ejemplo una gastritis. En este caso, más que preocuparse por la digestión, habrá que pensar en curar la gastritis. Será de gran ayuda el tomar kuzu con umeboshi, o corteza de olmo con alginato sódico *(véase* en el apartado «Recetas»).

Inflamación del estómago o del intestino: La inflamación del estómago puede aparecer por múltiples causas: por haber comido alimentos no apropiados para nosotros, por enfermedad, por estrés, y lo mismo puede decirse de la inflamación del intestino, que puede estar causada por existir un colon irritable, una colitis ulcerosa, por una intolerancia a algún alimento o por la presencia de divertículos. En todos los casos se conseguirá una mejora rápida tomando corteza de olmo en polvo (una cucharada sopera diluida en un litro de agua) junto con alginato sódico (¼ de cucharadita de postre) mezclado con el agua, preferiblemente tibia. Se disuelve bien y se toma un vaso tres veces al día. También será útil tomar kuzu con umeboshi. Ambos métodos deberán llevarse a cabo durante un tiempo, puesto que se trata de regenerar las mucosas del estómago y/o del intestino.

Inflamación del hígado: El hígado puede estar inflamado porque es muy sensible y cualquier alimento puede afectarle. También puede ser porque no sabemos gestionar el estrés en el que estamos inmersos, o porque hemos tenido un enfado tremendo y esto repercute en la glándula más grande de nuestro cuerpo.

Una infusión preparada con bayas de enebro será excelente para los problemas de hígado, mientras que si masticamos las bayas, éstas tendrán un efecto limpiador sobre todo el organismo, ya que son antisépticas y ayudan a eliminar los líquidos de los tejidos. En efecto, las bayas de enebro estimulan todas las funciones del organismo.

Para la infusión se utilizará una cucharadita de té de bayas para una taza de agua. Se machacan y se vierte el agua hirviendo encima. Se deja reposar 10 minutos. La misma preparación sirve también para los problemas de estómago y para las molestias respiratorias.

La misma infusión preparada en más cantidad sirve para añadir a un buen baño caliente, que se podrá combinar con la toma de la infusión por vía oral.

Y evidentemente, no olvidaremos la infusión de las cinco hierbas, cuya explicación se encuentra en el apartado «Recetas».

Aparte de lo que precede, no me cansaré de repetir que una compresa caliente y húmeda, aplicada sobre la zona, hará milagros para rebajar la inflamación. Como no podemos salir a la calle con una compresa sobre el hígado (o cualquier otra parte), sugiero que para las situaciones en que tengamos que salir y tengamos ese problema, podemos llevar un imán de 3800 gauss que aplicaremos sobre la zona disimuladamente, ya sea aguantándolo con la mano o fijándolo con un esparadrapo.

Insomnio: Es éste un problema bastante peliagudo, ya que son múltiples las causas que pueden hacer que no seamos capaces de dormir. Entre ellas tenemos el estrés, las preocupaciones (que no necesariamente han de ir acompañadas de estrés), una alimentación inadecuada, una habitación poco ventilada, el vivir en una zona ruidosa o una imposibilidad congénita de conciliar el sueño. Hay personas que tomen lo que tomen y hagan lo que hagan, no consiguen dormir más de un par de horas por noche, sin que esto afecte a su rendimiento durante el día. Pero éste no es el caso más frecuente.

En todo caso, y para aquellos que no se encuentran en esta última categoría, después de corregir los distintos problemas que puedan causar el insomnio (ventilar bien la habitación, cenar de manera ligera, cambiarnos a una habitación interior si la nuestra es demasiado ruidosa), será conveniente que tomen sales de Schüssler, por ejemplo Kali Phos y Mag Phos, además de tomar una infusión de pasiflora o de valeriana endulzada con miel. También será de ayuda añadir lúpulo a la infusión de valeriana, e incluso preparar un pequeño cojín con las inflorescencias de lúpulo, que se utilizará en lugar de almohada o al lado de ésta. El lúpulo suelta un polvillo dorado que tiene propiedades sedantes y ayuda a dormir. Me contaba una amiga gallega, que en su juventud había trabajado en el campo en la recolección del lúpulo, que era frecuente que las personas que trabajaban en ello ocasionalmente se quedaran dormidas por breves instantes durante el trabajo.

La infusión de valeriana será incluso más efectiva preparada en frío. En este caso hablaremos con más propiedad de una maceración. Para ello se pondrá en remojo una cucharadita de té en una taza de agua fría y se dejará reposar entre 12 y 24 horas en un lugar fresco. Pasado este tiempo se colará y se beberá una hora antes de irse a dormir. Se aconseja tomar este preparado a lo largo de unas 2-3 semanas, luego descansar. Se podrá reemprender su toma más adelante.

Magulladuras: Se trata de contusiones causadas por golpes o por una compresión violenta de una parte del cuerpo, normalmente sin herida.

Para las magulladuras se aconseja machacar hojas de llantén en un mortero y aplicarlas con una gasa sobre la parte afectada. También ayudarán a parar el sangrado, en el caso de que lo hubiere.

Según explica el herbolario inglés del siglo XVII Nicholas Culpeper, el jugo hecho con las hojas de llantén, ya sea tomado solo o mezclado con agua, tiene muchas más aplicaciones, por ejemplo en el caso del colon irritable (que evidentemente él no definía así), o de picores de cualquier origen, como los producidos por la tiña.

Para aliviar los golpes y contusiones de una caída, se utilizará la raíz de calaguala pulverizada, con la cual se preparará un linimento con aceite de coco que se aplicará sobre la zona afectada.

Otro remedio consiste en aplicar agua de *Hamamelis virginiana*, una planta rica en taninos y flavonoides que la hacen antiséptica y antiinflamatoria, y que impide que llegue a formarse el hematoma como consecuencia de un golpe.

Mal de altura: Cuando se pasa de los 2000 m de altura, son pocas las personas que no tienen problemas, y algunas los tienen incluso antes. El mal de altura, o mal de las montañas, se observa en las ascensiones a las alturas, y se manifiesta con mareos, dolores de cabeza e incluso vómitos y desmayos.

Se recomienda beber mucha agua, además de tomar un remedio sencillo que puede venir muy bien a aquellos que acostumbran a hacer escalada, senderismo o sencillamente turismo por encima de esa altitud, y que es un remedio homeopático: la Coca homeopática. Unos gránulos tomados ya un par de días antes de tener que efectuar la excursión a esa altitud, y luego durante la misma, harán que no se note ninguna molestia ni durante la ascensión ni luego en la bajada, y estoy hablando de un mínimo de 3000 m como campo base y de una ascensión hasta los 6000 m, que es lo que yo he experimentado personalmente. Por encima me dicen que también es efectiva, pero yo no lo he experimentado.

En los casos más graves se puede tomar tintura de *Ginkgo biloba*, que ayudará a mejorar la microcirculación cerebral. Y cuando el malestar sea muy grave y no se reduzca con los remedios, la solución es bajar de altitud. Inmediatamente se solucionará el problema.

Mal del viajero: ¿Quién no recuerda su infancia en la que el subirse a un coche o a un autocar podía significar echar hasta la última gota de alimento que se tuviera en el estómago? No sé por qué razón esto pasaba especialmente a los niños, y los padres y abuelos se desvivían por encontrar un remedio que pusiera fin al tormento.

Naturalmente, siempre ha habido remedios de farmacia para esta molestia, pero éstos no vienen al caso en este libro.

En los tiempos de mi infancia y adolescencia, en la parte continental de Europa no se conocía el jengibre, mientras que en Reino Unido era muy conocido, gracias al pasado colonial del país, y era habitual que antes de emprender un viaje se tomara una infusión preparada con raíz fresca de jengibre, o con jengibre seco y pulverizado. Se dejaba reposar unos cinco minutos y luego se bebía, y ya se podía poner en marcha el coche. Servía también si el viaje era por barco.

Manos agrietadas: Las manos pueden agrietarse por el frío, por sumergirlas en agua con frecuencia y no secarse bien, por tener la piel excesivamente seca o delicada, o por hacer trabajos pesados con ellas.

Un remedio muy bueno para las manos agrietadas es el almidón de maíz. Después de lavarse y secarse ligeramente las manos muy maltratadas, se coge una pizca de almidón y con ella se frotan las manos todavía húmedas. Como por ensalmo desaparecerá el escozor y las manos sanarán.

También va muy bien embadurnarse las manos con una mezcla de glicerina (mejor vegetal) y zumo de limón a partes iguales antes de acostarse. O preparar una papilla de avena tibia y untarse las manos con ella antes de irse a la cama (pero aquí será bueno ponerse unos guantes para no manchar las sábanas).

Mareos: Esta molestia, que puede llegar a ser grave, puede tener múltiples causas, desde el estrés, los problemas de hígado, la presión sanguínea alta o baja, la mala alimentación, la mala asimilación de los alimentos, una bajada del azúcar en la sangre y mil causas más.

En todos los casos es importante aprender a gestionar el estrés, alimentarse correctamente, y hacer ejercicio, por ejemplo dar largos paseos al aire libre.

En cuanto a remedios, puede ser útil tomar sales de Schüssler, también llamadas biosales, que serán unas u otras según sea la causa u origen de la molestia, y para ello será bueno acudir a un profesional.

En todos los casos podrá ser de ayuda tomar una infusión de jengibre, tal como se explica para el mal del viajero.

Mascarilla para la piel: Evidentemente hay muchas mascarillas comerciales que lo único que requieren es que abramos el envase y las apliquemos sobre la cara. Pero aquí lo que quiero proponer son mascarillas naturales, preparadas con elementos que todos tenemos en casa, y que son incluso mucho más efectivas que las que compramos.

Una de estas se prepara a base de yogur, yema de huevo y miel. Se mezcla bien y se aplica después de una buena limpieza de cutis.

Si lo que se quiere es una mascarilla astringente, por ejemplo para la piel grasa, podemos aplicar directamente clara de huevo batida. El modo de hacerlo será siempre el mismo: el producto elegido se aplicará sobre toda la cara, en capa gruesa, dejando libre la zona de los ojos, sobre los que se podrá poner una par de rodajas de pepino o unas compresas empapadas en agua de manzanilla. Se dejará reposar unos 20 minutos, y luego se lavará la cara con agua fresca antes de aplicar la crema que se haya escogido.

En el caso de quemaduras solares, se aplicarán sobre la parte afectada patata cruda o pepino, cortados en rodajas o rallados. También son útiles las rodajas de tomate maduro aplicadas directamente sobre la quemadura. O, como se explica en la entrada «Quemaduras», se aplicará clara de huevo batida, que al ser rica en colágeno aliviará el dolor y ayudará regenerar la piel.

En cuanto a los remedios con plantas, se podrán aplicar compresas bañadas en una infusión de caléndula.

Migrañas: La palabra migraña deriva del latín *hemicrania*, y significa «media cabeza», es decir, que el dolor afecta un lado u otro de la cabeza. Las migrañas son unas molestias muy incapacitantes, para las cuales la medicina todavía no ha encontrado una solución. Además de una cefalea, habitualmente de un lado solo de la cabeza, se pueden presentar también mareos y vómitos, sensibilidad a la luz con visión borrosa y reacción dolorosa ante cualquier tipo de ruido.

Entre las varias causas podemos contar: el estreñimiento crónico; la inflamación de las cervicales que presionan los nervios que conectan con el cerebro; el estrés, tanto físico como emocional; una dieta inapropiada; el insomnio; los excesos de todo tipo; la menstruación; ciertos alimentos a los que se pueda ser alérgico o tener una intolerancia sin saberlo; el azúcar, ya sea blanco o moreno...

A veces no hay una causa única, sino una combinación de varias, y todo ello acaba produciendo un estado tóxico de la sangre, que habremos de limpiar. Para ello recomendamos el ayuno para desacidificar la sangre, que se explica en el Apéndice II. Mientras se procede a esta operación, será útil también aplicarse diariamente un enema de agua caliente, para ir limpiando el intestino.

La persona afectada por migrañas debería pues mejorar su alimentación e intentar evitar el estrés o aprender a gestionarlo de una manera distinta. También ayudará la aplicación sobre la frente de compresas calientes de vinagre. Otro remedio que puede ayudar será la tintura homeopática de hipérico alternada con tintura de ciclamen, a razón de diez gotas cada vez. Será de ayuda también la aplicación de compresas mojadas en alcohol alcanforado sobre la nuca.

Muguet: El muguet es una infección por hongos localizada en la boca. Es también conocido con el nombre de «aftas». Cuando se trata de un bebé, casi siempre le ha sido trasmitido por la madre que tenía candidiasis en el momento del parto, y en todo caso indica un sistema inmunitario bajo. *(Véase* también la entrada Hongos y el apartado «Bicarbonato sódico»).

Puesto que resulta imposible hacerle hacer gárgaras a un bebé, será bueno preparar una dilución de bicarbonato sódico y agua, y con un algodoncito ir dándole toques sobre la zona afectada por el hongo. Esto se podrá alternar con pulverizaciones de plata coloidal a 10 ppm: se pondrá la plata en un frasquito y con ella se pulverizará en la boca del bebé. Habrá que ser muy constantes en la aplicación tanto de la solución de bicarbonato como de la plata coloidal, ya que los hongos tienen mucha vitalidad y hay que perseguirlos con constancia.

Para los adultos el remedio es el mismo, sólo que ellos podrán hacer gárgaras y enjuagues, tanto con la dilución de bicarbonato como con la plata coloidal. Será muy importante observar una higiene rigurosa de la boca. Si el cepillo de dientes causa molestias, se lavarán éstos *con el dedo* mojado en agua de bicarbonato o en agua con sal.

Nerviosismo: Se trata de una excitabilidad nerviosa exagerada y que no se corresponde con la gravedad de la causa.

Una infusión de hojas y de amentos de sauce blanco tendrá efectos sedantes. Lo mismo puede decirse de la infusión de raíz de valeriana, de flores de pasiflora, de tila o de flores de azahar, o incluso una mezcla de ellas.

Neuralgia: Se trata de un dolor más o menos intenso localizado a lo largo de un nervio, y que habitualmente afecta sólo una mitad del cuerpo: el lado derecho o izquierdo de la cabeza y cara, del tronco, del cuello.

Cuando no podemos ni rozar esa parte del cuerpo, porque está muy sensible o dolorosa, es que tenemos una neuralgia, y para eliminarla será bueno que tomemos levadura de cerveza a razón de tres cucharadas soperas al día repartidas en las tres comidas. También será de ayuda tomar sales de Schüssler, por ejemplo Magnesia phosphorica combinada con Kalium phosphoricum. Si la atacamos apenas aparecen los primeros síntomas, podremos hacerla desaparecer tan rápidamente como ha llegado.

En cuanto a las hierbas que pueden ser útiles en estos casos, serán todas las que tengan efectos sedantes. Sin embargo, habrá que analizar nuestra alimentación para mejorarla y evitar que nos volvamos a encontrar en una situación carencial. No hay que olvidar que el estrés es un gran enemigo de nuestro equilibrio, y que habrá que aprender a gestionarlo y controlarlo.

Ojos: En el caso de que un cuerpo extraño haya producido una herida o una irritación en el ojo, será de gran ayuda una gota de aceite de ricino en el ojo afectado. También en el caso de que el dolor o la molestia haya sido causada por un ácido que haya salpicado en el ojo.

Si de lo que se trata es de aliviar el cansancio de los ojos, o los párpados inflamados, se puede aplicar un disco de desmaquillar mojado en té (o también en una infusión de manzanilla) sobre cada ojo, y descansar durante media hora para darle tiempo de actuar.

A mí personalmente me gusta ponerme una gota de plata coloidal, a 5 ppm, en cada ojo. Además de descansar corregirá si hubiera alguna infección, y si hay un cuerpo extraño lo arrastrará fuera del ojo.

Orzuelo: Los orzuelos son furúnculos que aparecen en el párpado, y habitualmente se localizan en la base de una pestaña. Indican un estado tóxico de la sangre y un debilitamiento general. También pueden ser consecuencia de un esfuerzo excesivo impuesto de manera constante sobre los ojos. Por ello es importante purificar la sangre, ya sea modificando la dieta, o limpiando el intestino, tomando sulfato de magnesio por las mañanas en ayunas (una cucharadita de postre) a lo largo de varios días. Simultáneamente, se lavarán los ojos con una decocción de eufrasia un par de veces al día.

Para secar más rápidamente el orzuelo, será bueno aplicarle un algodoncito mojado en plata coloidal y mantenerlo en su sitio durante un buen rato.

Una receta antigua aconseja frotar el orzuelo con un anillo de oro humedecido en saliva, aunque su efectividad no está probada.

Otitis: Una otitis es una inflamación aguda o crónica del oído, que a veces puede ir acompañada de infección.

Las otitis son muy frecuentes, sobre todo en los niños, y pueden llegar a ser muy dolorosas e incluso a provocar fiebre si hay infección. Para corregirla se aplicarán paños calientes húmedos sobre el oído afectado, o como alternativa una cataplasma hecha con harina de linaza. Ésta ayudará a madurar y disolver la posible mucosidad. Hecho esto, se introducirá una gota de miel natural caliente, o de aceite de oliva o de almendras, previamente calentado al baño maría, en cada oído. Se consultará también a un homeópata para que dé un tratamiento.

Recuerdo que cuando era niña mi abuela aragonesa ponía aceite de oliva en una cucharita, añadía un par de flores de manzanilla, y calentaba todo apoyando la cucharita sobre la tapa de una olla en la que hervía agua. Hecho esto mojaba una pequeña torunda de algodón en ese aceite caliente y me la introducía en el oído. Y ¡adiós otitis!

Otro sistema consiste en calentar el aceite de oliva como se ha indicado arriba, añadirle un par de gotas de aceite esencial de lavanda e introducir en el oído un algodón empapado en esta mezcla bien caliente.

Ovarios: La constitución de la mujer siempre ha sido muy delicada, y esto se explica por su función reproductora y de continuadora de la especie, y los ovarios son una de las partes más sensibles. Pueden doler porque hemos estado muchas horas de pie, porque hemos caminado mucho, porque nos ha de venir la regla o porque estamos en período de ovulación..., el caso es que con mucha frecuencia hay dolor de ovarios.

En esos casos será de gran ayuda el tomar una infusión de salvia o de milenrama. También servirá una infusión hecha con las hojas del pie de león, o *Alchemilla vulgaris*. Esta hierba tiene un efecto regulador sobre el ciclo menstrual, y está especialmente recomendada a partir de los cuarenta años de edad. Se ha dicho que si las mujeres tomaran esta infusión con regularidad, se podrían evitar muchas operaciones.

En todo caso, después de una operación en la que la medicina oficial no consigue controlar una hemorragia, se ha demostrado de gran ayuda el tomar comprimidos de alfalfa, que han sido capaces de cortarla cuando otros remedios habían fallado.

Párpados hinchados: Los párpados hinchados pueden indicar una disfunción renal o que nuestro hígado no está funcionando bien. Mientras se buscan las causas acudiendo a un profesional de la salud, será de ayuda aplicar compresas frías de infusión de hojas de avellano, a razón de 20 g de hojas para un litro de agua. Se dejará reposar 10 horas antes de aplicar las compresas.

Pérdidas vaginales: Son unas secreciones que pueden provenir de la vulva o, en el peor de los casos, de la vagina o del útero. Pueden ser blancas, y en este caso se les ha dado un nombre muy poético (en mi opinión fuera de lugar), «flores blancas», o asumir coloraciones que pueden indicar una infección bacteriana que habrá que tratar, sobre todo si son persistentes.

Las pérdidas vaginales son muy desagradables, porque, además de ensuciar la ropa interior, pueden también tener mal olor y ser además un síntoma de que algo no funciona en el aparato reproductor. Cuando se presenten, irá muy bien hacer lavados e irrigaciones con agua hervida a la que se habrán añadido 10 gotas de extracto fluido de hydrastis por litro de agua. Esto ayudará a desinflamar y aliviar la irritación. Al mismo tiempo será conveniente preparar una mezcla de extracto fluido de hydrastis, tintura de mirra y tintura de equinácea, a razón de 30 ml de cada una. De esta mezcla se tomará una cucharadita de postre en agua caliente antes de las comidas. Otro remedio aconsejado por las abuelas es el de hacer baños de asiento con agua fría.

Será de gran ayuda también hacer irrigaciones con decocciones de hierbas varias, según se tengan a mano o sea posible conseguirlas, por ejemplo de pie de león, de corteza de roble, de flores de granado, de flores de lavanda o de hojas de nogal. En todo caso, si las pérdidas no remitieran rápidamente, será conveniente buscar el consejo de un médico.

Picores en la cabeza: Estos picores pueden tener muchas causas, desde picores causados por una caspa rebelde, una sangre excesivamente ácida, la presencia del ácaro de la sarna, que cava caminos por debajo de la piel, o de la tiña que puede alojarse en la cabeza de los seres humanos y de los animales, o los piojos. En cada caso habrá que adoptar el remedio que convenga: si se trata de caspa servirá friccionar la cabeza con vinagre caliente dos veces al día, mientras que si hay piojos se empapará el cabello y la cabeza con vinagre caliente, se cubrirá ésta con un gorro de plástico y se envolverá a continuación con una toalla. Se mantendrá durante toda la noche y al día siguiente se lavará la cabeza. Habrá que repetir la operación algunos días seguidos aunque ya hayan desaparecido los piojos.

En cuanto a la tiña, se trata de un hongo que afecta el cuero cabelludo y que causa la caída del pelo. Además de acudir al médico, será bueno aplicar sobre las placas producidas por el hongo una loción preparada con flores de lavanda en alcohol a 30°, dejada reposar una semana en lugar fresco y oscuro.

Si se trata de sarna, se hará preparar en la farmacia (o uno mismo si encuentra los ingredientes) una pomada con aceite de coco y azufre en polvo y se aplicará sobre el recorrido marcado por el parásito *(Sarcoptes scabiei)*.

Picaduras de insectos: En este caso, estamos pensando principalmente en las picaduras de mosquitos. Es increíble como esos minúsculos animalillos pueden llegar a amargarnos unas vacaciones, una salida al campo, o incluso una tarde tranquila en una terraza con los amigos mientras tomamos una cerveza en la ciudad. Contra ellas hay varios remedios: frotarse una rodaja de limón sobre la picadura antes de que se haya formado el habón, o aplicar aceite esencial de limón o de árbol del té, según lo que tengamos a mano.

También va muy bien aplicar un poco de plata coloidal con un algodón. Sin embargo, lo mejor es tomar la precaución de untarnos con aceite de citronela las partes expuestas: los mosquitos no nos molestarán.

Dicen también que poner una ramita de espliego en la cama al acostarnos mantendrá alejados los mosquitos. Y un modo seguro de evitarlos será de colocar una mosquitera encima de la cama y en las ventanas.

Pies cansados: Para los pies cansados y doloridos no hay nada mejor que ponerlos en remojo en agua caliente a la que habremos añadido un puñado de sal de La Higuera o de bicarbonato sódico. En los dos casos se notará un gran alivio, sobre todo si mientras están en remojo los masajeamos insistiendo en los puntos más afectados. Luego los secaremos (sin enjuagar) y aplicaremos una crema suavizante. Un secreto para que los pies no sufran tanto cuando tenemos muchos días seguidos de actividad fuera de casa que nos obliga a llevar calzado de calle, consiste en cambiar a menudo de calzado.

Piojos: Nunca he entendido la proliferación de piojos que se dan en las escuelas de este país: yo no recuerdo haber tenido nunca piojos, ni yo ni mis hermanos, en todos los años de escuela, ni tampoco que los tuvieran los compañeros...

En todo caso, para aquellos que se infectan con estos desagradables bichitos, se aconseja empapar el pelo con vinagre caliente sin diluir, envolver luego la cabeza con un gorro de plástico y una toalla, e irse a la cama así pertrechados. Al día siguiente se lavará el pelo y los piojos deberían haber muerto. Como precaución, será conveniente repetir la operación durante varios días.

Presión alta: Un cocimiento de raíz de calaguala servirá para estabilizar la presión sanguínea a niveles adecuados. Se deja hervir la raíz de calaguala unos 5 minutos, se deja reposar otros 5, se cuela y se bebe. Otro remedio para la presión alta es la miel mezclada con canela en polvo y utilizada ya sea para untar sobre las tostadas del desayuno o para endulzar infusiones.

La presión alta mejorará considerablemente si durante un tiempo se eliminan las carnes, el azúcar, se reduce el consumo de carbohidratos y de grasas animales, y se sustituye por una alimentación basada principalmente en verduras crudas y frutas. Evidentemente, también habrá que eliminar todo tipo de bebidas excitantes, té, café, y alcohol. Sin embargo, y aunque pueda parecer obsesiva, no me cansaré de recomendar una desacidificación de la sangre, cuyas instrucciones se encontrarán en el Apéndice II.

Psoriasis: La psoriasis es una dermatosis que presenta descamación eritematosa. No se conocen las causas. A veces es persistente, y a veces aparece con brotes ocasionales cuando la persona está sometida a un estrés inhabitual.

Durante siglos, la celidonia ha sido utilizada para diversas afecciones cutáneas, y su acción más contrastada es en el caso de las verrugas *(véase* esta entrada). Por lo mismo creemos que no va muy desencaminada la recomendación de utilizar las hojas frescas machacadas de esta planta, mezcladas con azufre en polvo, para frotar sobre las zonas afectadas de psoriasis durante tres días, después de lo cual el mal debería estar curado.

También se recomienda, como alternativa, el cocimiento de la raíz de la celidonia, utilizado para lavar las partes afectadas. Otra receta consiste en preparar una pomada con azufre en polvo y aceite de coco, que se aplicará directamente sobre la zona afectada por la psoriasis. Ésta sirve también para la sarna y la tiña.

Cuando la psoriasis se haya secado, se aplicará aceite de oliva o de almendras, para ayudar a regenerar la piel.

Es evidente que, paralelamente al tratamiento externo, será conveniente buscar el desencadenante de la enfermedad para tomar las medidas necesarias y evitar que vuelva a aparecer al poco tiempo.

Quemaduras: Este sistema es bueno si se aplica inmediatamente después de haberse producido la quemadura. Se bate moderadamente una clara de huevo y se aplica directamente sobre la parte afectada. Se repetirá la operación tantas veces como haga falta, hasta no sentir ninguna sensación de ardor.

El colágeno de la clara de huevo ayudará a regenerar la piel. Si se hace rápidamente después del accidente no quedará ninguna señal. También se puede aplicar la ralladura de una patata.

Otro método muy bueno consiste en aplicar apósitos de miel pura que se protegerán con un vendaje. O aplicar una pomada de tepezcohuite.

Reglas dolorosas: La menstruación anuncia la trasformación de la niña en mujer y a veces puede ser muy dolorosa. El dolor, el ciclo menstrual irregular, el flujo sanguíneo abundante o insuficiente, indican un desequilibrio hormonal. Cuando la menstruación desaparece abre paso a la menopausia, es decir, cuando se termina el ciclo fértil de la mujer.

El perejil y el mastuerzo son emenagogos. Se tomará una infusión de cualquiera de las dos hierbas (o incluso combinadas) para normalizar el menstruo. También la infusión de semillas de comino ayudará a normalizarlo y a limpiar la matriz.

Resfriados: el resfriado es una afección poco importante que, sin embargo, puede ser muy molesta e incluso incapacitante, además de que puede trasmitirse con mucha facilidad entre personas, sobre todo cuando es de origen viral. También puede estar causado por una alergia respiratoria, pero entonces no se contagia.

La causa principal de un resfriado puede ser, además de un sistema inmunitario bajo, el frío, la humedad asociada a éste, y por supuesto el contagio de otros individuos afectados. Así pues, la prevención consistirá precisamente en mejorar las defensas, sobre todo en el período de transición del invierno a la primavera, y del verano al otoño. Un modo de mejorar las defensas, no sólo de cara a las enfermedades respiratorias, sino en general, es el de tomar cápsulas de astrágalo. El astrágalo *(Astragalus membranaceus)* es una planta originaria de Mongolia de la cual se utiliza la raíz, que contiene un potente adaptógeno y tonificante. *(Véase* el apartado «Recetas» en el Apéndice I).[19] Se puede tomar en cápsulas, en infusión o preparar un caldo con la raíz entera, con el cual se podrán preparar los alimentos.

Otro método de prevención consiste en tomar en el desayuno própolis y equinácea en gotas (10-15 gotas de cada uno) mezclados con un poco de agua.

Cuando el resfriado ya sea un hecho, lo primero que habrá que hacer es evitar los lácteos, ya que producen muchas mucosidades. Luego haremos fomentos con hierbas que incluyan las yemas de pino (emolientes y desinfectantes) y las hojas y bayas de eucalipto. Está claro que se recomienda guardar cama por unos días mientras dure la molestia.

En el caso de que la nariz esté muy afectada y agrietada tanto por dentro como por fuera, por el mucho sonarse, se aplicará suavemente un poco de miel líquida, que tiene propiedades calmantes y antisépticas. Para aliviar la tos que va siempre aparejada con el resfriado, será bueno tomar un jarabe preparado con bayas de saúco y con azúcar, que será todavía más efectivo si utilizamos ese jarabe para endulzar una infusión hecha con las flores de la misma planta *(véase* la receta en el Apéndice I).

Para aliviar las molestias de la tos y las dificultades para respirar, es muy útil aplicar Vicks Vaporub en la planta de los pies, en lugar de aplicarlo directamente

---

19 Véase *Antibióticos naturales,* de Stephen Harrod Buhner, publicado por Ediciones Obelisco.

sobre el pecho. Este método es válido tanto para niños como para adultos. También sobre los pies es útil aplicar aceite alcanforado.

Un sistema escocés para el resfriado consiste en echar un chorro de zumo de limón en media taza de agua, una cucharada sopera de melaza o de miel y un buen chorro de whisky. Se toma caliente sorbiéndolo lentamente.

En el norte de Italia, por el contrario, se acostumbraba a calentar vino tinto y agua a partes iguales, se añadían unos clavos de olor, una buena cucharada de miel, una cáscara de limón y se dejaba hervir todo durante un par de minutos, antes de tomarlo bien caliente.

Una receta que nos viene de la India consiste en hervir brevemente un vaso de leche con una cucharadita colmada de cúrcuma en polvo. Como esto se contradice y entra en conflicto con la necesidad de eliminar los lácteos, personalmente prefiero hervir la cúrcuma en agua. Tanto en un caso como en el otro, se deja reposar un rato y se toma bien caliente.

Anteriormente hablamos del herbolario Nicholas Culpeper, y también lo vamos a traer a colación aquí. Ya en 1649, en su libro *The English Physician and Complete Herbal,* sugería para la tos una decocción de raíz de valeriana con regaliz, pasas y semillas de anís.

En el caso de que tengamos una tos rebelde, será muy útil una infusión de hisopo, que también ayudará cuando haya catarro intestinal y asma.

Para una visión más moderna del resfriado y de cómo curarlo, reenviamos al Apéndice II al apartado titulado «Un modo rápido de eliminar las enfermedades respiratorias», donde se explican con todo detalle los principios y el tratamiento propuesto por Walter Last, un bioquímico y naturópata australiano.

Reumatismo: El reumatismo es una enfermedad que afecta principalmente la musculatura y las articulaciones. A menudo está causado por una alimentación carencial, es decir, comer demasiados alimentos acidificantes y pocos alcalinizantes; alimentos pobres en nutrientes; por la falta de ejercicio; por el estreñimiento o por un mal funcionamiento del riñón. Todo esto impide que haya una buena eliminación, las toxinas se depositan en los músculos y las articulaciones y se produce la inflamación y el dolor.

En estas condiciones es de importancia primordial el cambio de alimentación, eliminando sobre todo los alimentos acidificantes, como las carnes y sus derivados, los azúcares de todo tipo y los carbohidratos refinados, y sustituirlos por verduras frescas que se comerán crudas siempre que se pueda. Además de esto habrá que normalizar el intestino, tomando por la mañana en ayunas una cucharadita de postre de sulfato de magnesio, o sal de La Higuera, disuelto en agua caliente. Esto deberá hacerse unos cuantos días, hasta que se considere que el intestino ha eliminado todas sus toxinas viejas y ha quedado limpio. Simultáneamente, será bueno tomar tintura de harpagofito a razón de 30 gotas tres veces al día. El harpagofito es un antiinflamatorio natural que, junto con la eliminación de las toxinas, hará que nos sintamos mejor.

A riesgo de hacerme pesada, insistiré una vez más en la necesidad de desacidificar la sangre, siguiendo las instrucciones que se dan en el Apéndice II, durante unos cuantos días. Esto ayudará a desinflamar, y por tanto a rebajar la hinchazón y el dolor muscular y de las articulaciones.

Rosácea: También llamada acné rosácea, es una inflamación crónica de la cara y de la nariz, que aparece roja, y delata además una mala circulación de la sangre. Las causas pueden ser muchas, desde el abuso de estimulantes, alcohol, tabaco, etc., hasta el estrés, o incluso puede tener causas genéticas. Sea cual sea su causa u origen, siempre vendrá bien corregir la alimentación, desechar los hábitos perjudiciales, y mejorar la circulación. Para esto último será muy beneficioso hacer baños alternos de pies con agua fría y agua caliente: se cogerán pues dos barreños pequeños y en uno se colocará agua muy fría, mientras en el otro se colocará agua tan caliente como se pueda soportar. Se irán sumergiendo los pies primero en uno y luego en el otro, teniendo en cuenta que en el agua caliente deberán permanecer el doble de tiempo que en el agua fría, y se terminará con el agua fría.

Como acción directa sobre la cara, se harán baños tibios con infusión de flores de azahar o de pétalos de rosa, a razón de 20 g por litro de agua hirviendo. Esto ayudará a descongestionar la zona.

La persona afectada de acné rosácea deberá evitar exponer su cara a temperaturas extremas, tanto frías como calientes.

Sabañones: Hay que decir que los sabañones son el resultado de una mala circulación, y que afectan sobre todo a las mujeres de constitución linfática, especialmente durante la infancia. Luego, al crecer, parece que la circulación se normaliza de alguna manera y los sabañones dejan de molestar o se reducen en gran medida.

Yo recuerdo los inviernos de mi infancia y adolescencia plagados de estas molestas y dolorosas tumefacciones, que pueden llegar a ulcerarse. En aquel tiempo los médicos todavía no se habían enterado de que era una cuestión de circulación, por lo que a mi médico no se le ocurría otra cosa que recomendarme «comer cerezas» en pleno invierno, tras lo cual se ponía a reír de manera estruendosa, mientras yo me quedaba perpleja pensando de dónde iba a sacar las cerezas.

Por otra parte, la medicina popular tampoco tenía las ideas demasiado claras, por lo menos a este respecto, por lo cual el único remedio que se me aplicaba era sumergirme los pies y las manos en agua hirviendo y forzarme a mantenerlos ahí. Cuando finalmente podía sacar del agua mis extremidades, éstas estaban tan escaldadas (e hinchadas) que casi no podía apoyar los pies en el suelo, y mucho menos calzarme. Pero eso habría sido lo menos grave si esa tortura hubiera servido para curarme los sabañones. Todo lo contrario, mi circulación sanguínea se volvía todavía más lenta, la piel se ulceraba, el picor no remitía y yo tenía que aguantarme. Y con el frío surgían nuevos sabañones…

Al ir creciendo, la circulación mejoró, y cuando alcancé la adolescencia ya no tuve sabañones, pero me quedaron los dos dedos índices de las manos deformados. Esto me llevó a hacer un verdadero estudio de esta dolencia, que les hacía tanta gracia a los médicos, y llegué a la conclusión de que era un problema de circulación, con lo cual la solución consistía en activarla para que los sabañones no volvieran a salir e incluso que los que ya habían salido desaparecieran.

Para ello no había que *cocer* las extremidades de la pobre víctima, sino que era suficiente hacer *baños alternos de agua muy caliente y muy fría* en las extremidades, sin necesidad de escaldarse. Con este simple remedio mejoraba la circulación, desaparecían las tumefacciones y el picor y por supuesto no se ulceraba la piel.

No sé si hoy en día finalmente se ha aclarado el misterio, o si se aplican pomadas para curar los sabañones…, pero ya no es importante, porque sabiendo que es un problema de circulación y que tiene una solución tan sencilla, ni siquiera hace falta acudir al médico, no vaya a ser que nos recomiende ¡comer cerezas! en pleno invierno.

Sinovitis de la rodilla: La sinovitis es una inflamación de la membrana sinovial de la rodilla, y puede ser muy dolorosa. Puede ser útil en estos casos el tomar infusiones de flores de saúco y de menta, y el aplicar compresas calientes de estas mismas infusiones sobre la rodilla, fijándolas con un vendaje. También ayudará el tomar sales de Schüssler, alternando el Ferrum phosphoricum con la Silicea, en tomas de 5 comprimidos cada dos horas. La tintura de harpagofito, tomada a razón de 30 gotas

3 veces al día, también ayudará a desinflamar la zona. Será necesario además dejar la pierna en reposo tanto como sea posible.

Sinusitis: Es la inflamación de la mucosa de los senos de la cara, resultado casi siempre de un resfriado mal curado. Si no se ataja se puede convertir en crónica, causante de dolores de cabeza y de alergias sin fin.

A los primeros síntomas será conveniente hacer vahos con una combinación de hierbas, entre las que no han de faltar las yemas de pino, las hojas de malva y las hojas y frutos del eucalipto. Hechos con constancia, estos vahos pueden eliminar incluso una sinusitis crónica. También ayudará el tomar gotas de tintura de harpagofito, que es un antiinflamatorio natural.

Tiña: El contacto con los animales domésticos y no domésticos enfermos, o también con personas portadoras, además de una higiene insuficiente, pueden ser la causa de que un buen día nos encontremos que hemos sido contagiados por este hongo que se instala en nuestra cabeza.

Hay varios remedios sugeridos por la sabiduría popular: uno de ellos es untar la zona con aceite de ricino; otro remedio consiste en preparar una pomada a base de azufre en polvo y aceite de coco, que se extenderá sobre la parte afectada y se fijará con un vendaje. Esta pomada se habrá de cambiar dos veces al día.

También se dice que es útil aplicar saliva sobre la zona, aunque no está probado.

Tortícolis y otros problemas relacionados con los golpes de aire: Se pueden eliminar fácil y rápidamente con la aplicación de una barrita de azufre. Ésta se pasará suavemente sobre la parte dolorida, haciéndola rodar. Cuando se llegue a un punto especialmente afectado, la barrita producirá unos chasquidos e incluso podrá llegar a romperse y pulverizarse si la afección es especialmente grave. La barra de azufre irá sacando el aire de los músculos afectados. Es útil en tortícolis, lumbalgias, gripes, dolores musculares, contracturas, etc. No se deberá utilizar si hay raspaduras o heridas de cualquier tipo. Una vez utilizada, se pondrá la barrita en agua durante unos 15 minutos, luego se guardará en un lugar oscuro y seco. Su efectividad se debe a que reequilibra el sistema energético.

También será útil aplicar alguna cataplasma bien caliente sobre la zona, para relajar la musculatura y hacer que vuelva a la normalidad.

Debo este remedio a un amigo uruguayo, porque según parece se utiliza con frecuencia en Sudamérica.

Tos rebelde o convulsiva: Esta tos puede estar causada por un resfriado mal curado, por una gripe o por asma. La curación será más o menos rápida según sea la causa de la tos.

Un buen remedio consiste en machacar unos ajos en un mortero, a los que se añadirá manteca de cerdo, y trabajar el compuesto hasta tener una masa suave. Ésta se aplicará varias veces al día sobre la planta de los pies, tapando luego con una gasa para no manchar las sábanas o el calzado. Se preparará en pequeñas cantidades porque su efectividad no dura más de un día.

La misma aplicación en la planta de los pies puede hacerse con el Vicks Vaporub, aunque éste no requiere ninguna preparación previa.

Evidentemente habrá quien piense que si se puede hacer con este último producto, por qué habría que perder el tiempo preparando los ajos con la manteca. Lo interesante es tener varias opciones para poder utilizar en cada momento la que sea más práctica y se tenga a mano. Si no hay una cosa, se probará con la otra, y no nos sentiremos desprotegidos porque la farmacia esté cerrada y sea tarde por la noche, por ejemplo.

En cuanto al uso interno, hay varios jarabes, unos ya preparados se pueden comprar en la farmacia o el herbolario, por ejemplo el jarabe Drosinula del Dr. A. Vogel, otro que podremos preparar nosotros con bayas de saúco, o jarabe de flores de amapola recién cogidas *(véase* el apartado «Recetas» en el Apéndice I).

Otro sistema curioso para parar la tos rebelde, que a medida que pasa el tiempo se va haciendo más y más persistente y molesta, consiste en lo siguiente. Se moja con un poco de agua el hueco que se forma a la base del cuello, donde convergen las dos clavículas. Luego se aplica un poco de sal común de mesa, que al haber humedad se quedará pegada. En breves minutos la tos se calmará, y si es por la noche, se podrá dormir en paz y dejar dormir a los demás.

Úlceras varicosas: Son una complicación de las varices, se presentan en la parte inferior de las piernas con carácter crónico y a menudo se infectan. Las hierbas pueden ayudar a detener su proliferación y secarlas. Se pueden lavar con agua hervida simple, o con alguna infusión hecha con hierbas astringentes y desinfectantes, tales como las hojas del nogal, los pétalos de rosa roja o los pétalos de caléndula.

A continuación se aplicarán emplastos de arcilla medicinal mezclada con agua caliente y colocada sobre una gasa. En su lugar, se puede utilizar la raíz del *Symphytum officinale,* pulverizada y preparada de la misma manera. Estos emplastos absorberán la materia purulenta y las toxinas de la llaga. Cada vez que se cambie el emplasto se lavará la llaga con agua hervida.

Una vez se haya conseguido secar las úlceras, será bueno aplicar suavemente aceite de almendras para ayudar a regenerar la piel.

Uñas encarnadas: Las uñas encarnadas se presentan sobre todo en los dedos de los pies y no se sabe cuál es su causa. Se podrán cortar con facilidad si la noche anterior se envuelve el dedo afectado con una venda empapada en aceite caliente. Para que no manche la cama será conveniente envolver el pie en una bolsa de plástico. Cuando se proceda a cortar la uña habrá que ser muy cuidadosos con la higiene y desinfectar bien la zona.

Uñas quebradizas: ¡Qué mal lo pasamos las mujeres cuando nos damos un golpe y nos rompemos una uña!

Unas uñas cuidadas dan belleza a las manos, y si una se rompe lo pasamos mal. Para evitar que esto suceda podemos reforzarlas poniéndolas en remojo una vez al día, y durante unos 15 minutos, en una infusión de cola de caballo tibia. Después nos secaremos bien y masajearemos las uñas con unas gotas de aceite de almendras. Esto hará que nuestras uñas se vuelvan fuertes y flexibles.

En todo caso, no habrá que olvidar que las uñas delatan el estado de salud de la persona, por lo que habrá que hacer un análisis de la situación para descubrir cuál es el fallo, o acudir a un profesional de la salud.

Urticaria: La urticaria es una erupción cutánea de manchas rosadas muy pruriginosas. Puede ser una reacción alérgica de contacto o por ingestión de algún alimento o medicamento.

Como en muchas otras afecciones, lo primero que hay que hacer es una buena limpieza del organismo: riñones, hígado, sangre e intestino. Empezaremos con un ayuno de 24 horas a base de agua caliente, zumos y caldos. Luego, o simultáneamente, habrá que intentar averiguar cuál es el causante por el método de ir eliminando un alimento a la vez durante un tiempo hasta encontrar el responsable de nuestra situación. Cuando se haya encontrado habrá que abstenerse de consumir ese alimento durante mucho tiempo. Hay que saber que la vida en los ambientes contaminados de las grandes ciudades nos predispone a padecer urticarias, alergias y otras patologías.

Varices: Las varices siempre son dolorosas y pueden tener muchas causas. Por ejemplo, pueden aparecer después de un embarazo, a causa del exceso de peso o ser hereditarias. También las almorranas, o hemorroides, son varices, sólo que éstas se localizan en la parte inferior del recto.

Las varices indican una debilidad de las paredes de las venas, que no son capaces de soportar la presión de la sangre, y por consiguiente ceden y se deforman. Además de la sugerencia para curar las úlceras *(véase* la entrada Úlceras varicosas) producidas por éstas, será bueno tomar sales de Schüssler, por ejemplo Ferrum phosphoricum, Calcium fluoricum, Silicea y Natrium muriaticum (o Chloratum).

El tratamiento que se sugiere para las varices es desinflamatorio por un lado, y por otro está destinado a fortalecer las paredes de las venas para que puedan cumplir su función de contener el reflujo de la sangre. Un remedio que se ha usado bastante a este efecto es la decocción de rusco *(Ruscus aculeatus),* a razón de 50 g de raíz por un litro de agua. Se deja hervir 5 minutos, y luego reposar ¼ de hora. Se toma una taza por la mañana y una por la tarde.

También se ha usado con buenos resultados la decocción de la corteza seca de ramas jóvenes de castaño de Indias *(Aesculus hippocastanum),* a razón de 40 g por un litro de agua, que se deja hervir 10 minutos. Se toman 1 o 2 tazas al día de este cocimiento. El tratamiento deberá hacerse en semanas alternas.

Dice la sabiduría popular que también ayuda el llevar en el bolsillo una castaña de Indias, o una piña de ciprés, pero yo no lo he probado. Y es que, además, tampoco tengo varices…

Verrugas: Se trata de excrecencias cutáneas de tamaño variable provocadas por un virus. Su tratamiento natural es siempre tópico, aunque también existe la posibilidad de quemarlas con nitrato de plata o con crioterapia.

Hay muchas recetas naturales que dicen ser buenas para eliminar las verrugas, entre ellas tenemos la aplicación del jugo de celidonia, de maravilla (caléndula) o el jugo de higuera. Este último es el que mejor conozco: cuando se arranca un higo, o una hoja del árbol, sale una gotita de un líquido blanco (látex) que es muy corrosivo. Se aplica esa gotita sobre la verruga y se deja actuar. Se repite la operación varios días seguidos hasta la desaparición de la verruga. Naturalmente, habrá que disponer de una higuera, ya que el jugo necesario ha de ser fresco.

También será útil la corteza de sauce macerada en vinagre durante unas horas, y aplicada luego sobre la zona. Otro método popular consiste en atar un hilo alrededor de la verruga e irlo apretando cada día un poco más, hasta que ésta se cae sin dejar marcas.

Las aplicaciones contra las verrugas serán más efectivas si se realizan en cuarto menguante de la luna.

Zumbidos de oídos: Éstos pueden estar causados por la presencia de un tapón de cera, por una alteración vascular o por una afección de alguna de las partes del oído. Se manifiestan como un susurro continuado o como el vuelo de un insecto, aunque a veces pueden ser mucho más fuertes y causar verdaderas molestias a quien los padece.

Eliminado el posible tapón de cera, si el zumbido persiste se machacará un poco de cebolla cruda para poder extraer el jugo. De éste se pondrán unas gotas en los oídos. Como alternativa podrán ponerse unas gotas de resina de cedro disuelta en vinagre.

APÉNDICE I

Recetas

Infusiones, decocciones y maceraciones

Agua de avena
4 cucharadas soperas de avena en grano
1 litro de agua

Se hierve todo junto durante 15 minutos, después de lo cual se cuela y se bebe a razón de una taza antes o después de la comida. Ayudará a nuestro estómago si éste es delicado y se demora demasiado en las digestiones.

El astrágalo
Se trata de una raíz de Mongolia utilizada en la medicina china desde hace miles de años. Si tenemos la suerte de encontrarla cortada en rodajas y seca, podemos hacer con ella un caldo por sus virtudes antibióticas y por su capacidad de mejorar la función de las células K del cuerpo (células asesinas), además de restablecer la función inmunitaria.

Para este caldo se debería utilizar:

6 rodajas de raíz seca (son trozos alargados con el aspecto de un abatelenguas)

1 cabeza de ajos frescos

2 hongos shiitake

Se hace hervir todo en un litro de agua por lo menos durante una hora. Luego se cuela y se toma el caldo que haya quedado. Ese mismo caldo se puede utilizar también para cocinar, por ejemplo para hacer una sopa o cocer un arroz.

Cálculos de riñón

Cuando se sabe que se tienen cálculos en el riñón, es aconsejable beber durante unos días agua de perejil (seis ramas enteras de perejil para un litro de agua, hervidas unos 3 minutos). Para los casos más graves se prepara la siguiente decocción:

Fucus vesiculosus

Alchemilla arvensis

Perejil

Se hace hervir suavemente 30 g de cada hierba para un litro de agua durante 8 minutos. Se cuela y se bebe a lo largo del día. Esta decocción servirá también en los casos de cistitis.

Cálculos en la vesícula

Pimpinela saxífraga

Eupatorium

Fucus vesiculosus

Se toman 30 g de cada hierba y se hace hervir suavemente en 2 litros de agua. Se cuela y se bebe 100 ml cada 2 horas.

Cinco hierbas para el hígado
Cardo bendito
Cardo mariano flor
Ajenjo
Diente de león
Menta piperita

Se hace preparar la mezcla por el herbolario, a partes iguales. Para cada taza de agua hirviendo se pone en infusión una cucharadita de mezcla y se dejar reposar 20 minutos. Se cuela y se bebe sin endulzar.

Es fantástica para la indigestión, cuando el hígado está inflamado o perezoso, y cuando hay dolor de cabeza causado por el hígado. Es bueno beberla después de la comida más fuerte, o cuando nos sintamos empachados por una comida demasiado copiosa.

Otra receta para el hígado
40 g de grama
30 g de diente de león
30 g de zarzaparrilla

Esta cura se hará durante 15 días. Se hace hervir la mezcla en un litro de agua durante 8 minutos y se deja luego descansar un rato. De este brebaje se tomarán 3 tazas al día.

Se descansa una semana y se repite otros 15 días. También se beberá 1,5 l de agua al día.

Cólicos hepáticos

125 g de raíz fresca de diente de león
1 puñado de hojas de acedera
1,5 litros de agua

Se corta la raíz de diente de león en rodajitas y se pone a hervir junto con las hojas de acedera en el agua hasta que se reduzca a la mitad. Se cuela y se toma un vasito de este caldo 2 veces al día durante unos cuantos meses.

Decocción para la cistitis

30 g cola de caballo
30 g salvia
30 g gayuba
30 g hojas de malva

Se usa una cucharada sopera de la mezcla para cada taza de agua y se deja hervir 5 minutos. Se cuela y se bebe de 1 a 3 tazas al día.

Colesterol

1) 20 g de hojas secas de alcachofera para un litro de agua (no sirve el agua de hervir la alcachofa, que es una flor. Lo útil son las *hojas* de la planta).

Se hierven 10 minutos, se cuela y se beben 3 tazas diarias.

2) 25 g de hojas de abedul para un litro de agua.

Se hace una infusión, se deja reposar 10 minutos y se bebe después de colarla a razón de 3 tazas al día.

Otra receta para el colesterol

1 litro de agua
4 cucharadas soperas rasas de alpiste *(Phalaris canariensis)*.

El alpiste se habrá de comprar en una tienda dietética o herbolario y habrá de ser apto para el consumo humano, ya que el que se vende para los pájaros contiene una sustancia para que canten mejor y no es apropiado para consumo de las personas.

Se pone el alpiste en remojo en un litro de agua toda la noche. Al día siguiente se hierve unos 10 minutos, hasta que se vea que los granos empiezan a abrirse. Se cuela y se toma el líquido resultante por la noche antes de irse a dormir. Se sigue este tratamiento durante 3 meses, o hasta que el colesterol se haya normalizado. El alpiste es un hipolipemiante de gran efecto.

Depurativo para granos, furúnculos y acné

Se tomará 1 cucharada sopera de sulfato de magnesio y 1 cucharadita de postre de crémor tártaro y se disolverá en 1 litro de agua que se irá bebiendo a vasitos a lo largo del día. Se seguirá este tratamiento durante unos 3 meses, aunque el problema ya esté resuelto.

Otro método consiste en mezclar los siguientes ingredientes:

30 ml extracto fluido de equinácea
30 ml extracto fluido de Rumex crispus
30 ml extracto fluido de Iris versicolor

Se tomarán 30 gotas de la mezcla en un par de cucharadas de agua caliente 3 veces al día antes de las comidas. De esta manera se ayudará a purificar la sangre.

Insomnio
15 g melisa
10 g laurel
25 g hojas de naranjo
10 g flor y fruto de amapola
10 g tila
10 g raíz de valeriana
10 g romero
25 g menta piperita

Se prepara una infusión a razón de una cucharadita de té por taza. Es sedante, por lo que actúa contra el insomnio.

Otra receta para el insomnio
Se cogerá una cucharadita de raíz de valeriana y se pondrá en remojo en agua fría todo el día, o como mínimo 12 horas. Luego se cuela y se bebe una hora antes de acostarse. La raíz de valeriana preparada en frío es incluso más efectiva que en infusión.

Fiebre

5 g de corteza de sauce
1 taza de agua

Se hierve la corteza 15 minutos, pasados los cuales se deja reposar 10 minutos, se cuela y se bebe. Habrá que repetir esta operación varias veces al día, siempre que la persona no sufra de gastritis o de úlcera de estómago. En ese caso no utilizar este remedio ya que podría ser contraproducente.

Otra receta para la fiebre

Varias ramas de verdolaga (es muy abundante en el campo)
Sal
Vinagre

Se lavan y se pican las hojas frescas de verdolaga, se aliñan con sal y vinagre, se colocan entre dos gasas y se aplican sobre las plantas de los pies, fijándolas con un calcetín o con una venda. Se dejan actuar unas cuantas horas.

Reglas perezosas

15 g de semillas de comino
1 litro de agua

Cuando el agua hierva se echarán las semillas de comino que se habrá tenido la precaución de machacar ligeramente para que suelten más fácilmente sus principios activos. Se apaga entonces el fuego y se deja en infusión durante 10 minutos. Se cuela y se bebe a razón de 2 tacitas diarias hasta que se haya normalizado la situación.

Será bueno recordar que al limpiar la matriz esta infusión es también abortiva, por lo cual será conveniente asegurarse de que la persona no esté embarazada.

Infusión de enebro
1 cucharadita de postre de bayas de enebro
1 taza de agua

Se machacan las bayas y se les vierte el agua hirviendo encima. Se deja reposar 10 minutos, se cuela y se bebe.

Esta infusión es útil para los problemas de hígado, las molestias de estómago y para liberar el sistema respiratorio. También para las piernas hinchadas esta infusión actuará como drenante.

Infusión de enebro para la inapetencia
Se pone a hervir ½ kilo de bayas de enebro en 3 l de agua hasta que estén tiernas. Entonces se aplastan y se vuelven a hervir unos minutos, después de lo cual se pasan por un cedazo. Una vez enfriado el líquido se le añade suficiente miel hasta conseguir un jarabe líquido. Se envasa en tarros de vidrio oscuro y se cierran bien. Una cucharadita de postre antes de las comidas estimula el apetito y mejora la circulación.

Cataplasmas

En la actualidad las cataplasmas no están de moda y la gente prefiere tomarse unas cuantas pastillas y salir corriendo para seguir con sus actividades habituales. Huelga decir que en estas condiciones las actividades normales se verán muy mermadas, porque los remedios de farmacia tienen muchas contraindicaciones, y porque cuando nos enfermamos es una alerta para que le demos un descanso al cuerpo.

Sea como fuere, y para aquellos que estén dispuestos a tratar su cuerpo con cuidado y mimo, daremos unas cuantas sugerencias de cataplasmas. Serán útiles en los casos de bronquitis, catarros rebeldes, granos dolorosos, ataques de riñón, problemas de la vesícula, menstruaciones dolorosas, etc. Su efecto es el de ser emolientes y resolutivas, y con su calor húmedo aceleran la maduración del catarro o del grano, desinflamando y relajando la parte afectada, lo que permitirá la resolución del problema.

Las cataplasmas pueden ser tan sencillas como compresas de agua muy calientes, o más complejas con harinas varias cocidas y aplicadas con una gasa sobre la parte afectada, y deberán mantenerse en el sitio tanto tiempo como se pueda.

El factor común a todas las cataplasmas es que han de ser *húmedas* y estar *muy calientes,* y que se han de aplicar estando la persona enferma en cama y bien abrigada.

Cataplasmas de harina

Un elemento que casi nunca falta en un hogar es la harina: la de trigo es la mejor para preparar una cataplasma, ya que al tener gluten produce una viscosidad que mantiene unida la masa. Se pone a cocer un par de minutos en agua la cantidad suficiente de harina para obtener una masa pegajosa. Se extiende sobre una gasa y se aplica sobre la parte a tratar (por ejemplo, el pecho para una bronquitis o una tos) tan caliente como la pueda soportar el enfermo. Como en todas las demás cataplasmas, se pondrá una bolsa de agua caliente encima para que dure más tiempo y se dejará actuar.

Cataplasmas de harina de linaza

La linaza es la semilla de la planta del lino, y se puede comprar en cualquier tienda de dietética. Para preparar la cataplasma se necesitará la harina que se hará hervir unos minutos hasta conseguir una especie de engrudo. Lo demás será como con las cataplasmas de harina.

Cataplasmas de patata, de grasa, de hierbas, de arcilla, de mostaza

En el caso de las patatas, estas se hervirán con piel hasta estar tiernas, luego se machacarán y se pondrán sobre un lienzo y se aplicarán sobre la zona afectada.

En cuanto a las de grasa, ya sea que se trate de grasa animal o de aceites vegetales, se calentará y se empapará un paño de algodón que se aplicará escurrido y caliente directamente sobre la zona a tratar.

Las de hierbas se podrán utilizar de dos maneras, ya sea solas, calentadas en agua y aplicadas con una gasa, o mezcladas con la cataplasma de patatas o de arcilla.

En el caso de la mostaza, se utilizará molida en harina, se cocerá hasta conseguir un engrudo no demasiado denso, que se aplicará sobre la parte con la intermediación de una gasa o de un lienzo fino.

Como se puede observar, lo importante es aplicar sobre la parte enferma un emplasto de algún producto natural que mantenga el calor (húmedo), que sea emoliente y que por consiguiente ayude a la maduración y eliminación de aquello que nos molesta y mantiene enfermos.

Compresas húmedas

Si no se tiene ningún ingrediente apto para preparar una cataplasma (pero en una casa siempre hay algo que puede servir para este fin), se empapará una toallita en agua muy caliente, se escurrirá y se aplicará directamente sobre la piel. Para que se mantenga caliente más tiempo, encima de la toallita se podrá aplicar una bolsa de agua caliente. Si se quiere poner una esterilla eléctrica, habrá que tener la precaución de colocar una lámina de plástico para que no se moje la resistencia. Hay que hacer una advertencia, una bolsa de agua caliente en sí no es una *compresa húmeda,* y por consiguiente no hará el mismo efecto, y no sólo eso, sino que la aplicación de calor seco puede ser contraproducente.

Enemas

Todo el mundo sabe qué es un enema, y por lo menos un par de sistemas para llevarlos a cabo. Uno de ellos es una perilla de goma con una cánula de unos 10 cm, gruesa y rígida, que tiene uno o varios agujeritos en la punta. La capacidad de esta perilla es limitada.

Otro sistema consiste en un depósito de plástico con capacidad para un litro de líquido, conectado a un tubo largo que termina en una cánula, lo mismo que la perilla. Este segundo tipo se ha de colgar en un sitio elevado para que el agua caiga por gravedad.

Se trata de una modernización del sistema de nuestras abuelas, que consistía en un contenedor bastante grande de vidrio, conectado a un tubo largo que también terminaba en una cánula, y que naturalmente tenía que estar colgado en un lugar elevado.

Estos dos sistemas tienen muchas limitaciones que voy a explicar. La primera, relacionada con las famosas perillas, es que al ser de goma y opacas, no permiten controlar su limpieza. Otra limitación es que la cánula es gruesa y rígida, y por más cuidado que se ponga, acaba haciendo daño. Además de ser también opaca y por consiguiente impide que se pueda controlar su estado de limpieza.

En cuanto a las bolsas de plástico, en este caso sí se puede ver si están limpias o no, pero siguen teniendo una cánula gruesa y rígida que puede causar lesiones en la zona tan delicada donde se va a usar.

Dicho todo esto, yo tengo un sistema mucho más efectivo, limpio, y sin peligro de hacerse daño.

Hay que coger una jeringa de 60 ml y un catéter de 40 cm. Ambos son trasparentes y su higiene es fácilmente comprobable. Su uso también es sencillo y voy a intentar explicarlo aquí. Espero conseguirlo, ya que hasta ahora lo había hecho siempre con una representación de su utilización.

Por una parte se prepara el producto con el que se va a hacer el enema: agua de tomillo, aceite, agua y aceite mezclados, lo que sea. Si se trata de un enema para un vaciado rápido, se llenará la jeringa. Si por el contrario se trata de un enema que hay que intentar retener tanto como sea posible, se hará con unos 10-15 ml de líquido, en el cual se habrá disuelto el producto que deseamos introducir en nuestro intestino, por ejemplo pre y probióticos, yogur, etc.

Por otra parte tenemos el catéter, que es absolutamente flexible, y que está provisto de agujeritos en la punta. Se trata ahora de introducirlo en el recto. Con las piernas flexionadas, se coge el catéter por la punta previamente untada con aceite (cualquier aceite sirve) y suavemente se va introduciendo en el recto *desde delante,* hasta llegar a la parte negra, que es la conexión con la jeringa.

Si durante esta operación se topara con algún obstáculo, habrá que detenerse y no seguir empujando, por si hubiera algún pólipo u otro tipo de impedimento.

Tenemos la jeringa preparada con el líquido, soltamos el catéter allá donde haya llegado (no hay peligro de que se salga), le conectamos la jeringa y empezamos a presionar el émbolo para vaciar su contenido en nuestro intestino.

Debido a los 40 cm del catéter se podrá colocar el contenido de la jeringa bien adentro en el intestino, con lo cual su acción será mucho más efectiva que si lo hiciéramos con la perilla, por ejemplo. Además, al ser flexible y estar untado con aceite no nos producirá ninguna molestia. Si por cualquier razón hubiera un momento en el que ya no puede avanzar, habrá que pararse porque se habrá topado con algún elemento extraño que lo impide, y se vaciará allí el contenido de la jeringa. Pero entonces será conveniente acudir al médico para ver qué pasa.

Si el enema es para un niño, está claro que será mejor no introducir todo el catéter, ya que probablemente con la mitad será suficiente.

Finalizada la operación, se enjuagará el catéter y la jeringa (debidamente separados) bajo el chorro del agua, y se dejará para que se escurra.

Es evidente que la jeringa y el catéter serán rigurosamente personales.

Enemas de café

3 cucharadas soperas colmadas de café molido fino, de producción orgánica
1 litro de agua destilada

Se hace hervir el café en el agua durante unos 3 minutos a fuego vivo y luego se deja a fuego bajo durante otros 15 minutos. Se cuela y se deja enfriar a la temperatura del cuerpo. A continuación se procede a aplicar el enema, preferiblemente estando tumbados sobre el lado derecho e intentando retener el líquido en el intestino tanto como sea posible.

Según la gravedad de la situación, se repetirá este enema 5 veces al día durante varios días seguidos.

Estómago e intestino sensibles

Cuando la persona lleva mucho tiempo con problemas de estómago y además tiene el intestino sensible, será de gran ayuda el tomar una mezcla de corteza de olmo en polvo junto con alginato sódico.

También se puede tomar la corteza de olmo sola, añadiendo media cucharadita en cada vaso de agua, o preparando una botella de un litro con una cucharada del polvo de corteza de olmo. Antes de tomar la mezcla habrá que dejarla reposar unos quince minutos.

Otro método consiste en tomar kuzu, que es la fécula de una raíz oriental, la *Pueraria thumbergiana* o la *Pueraria hirsuta,* cuya receta se da más abajo.

Kuzu con umeboshi
1 cucharada sopera de kuzu
1 vaso de agua
1 cucharadita de pasta de umeboshi

Se deslíe la fécula de kuzu en un poco de agua para evitar grumos, luego se le añade el agua restante y se hacer hervir 2-3 minutos. Una vez fuera del fuego se le añade la cucharadita de pasta de umeboshi, se deslíe y se toma antes de las comidas principales.

Corteza de olmo con alginato sódico
1 cucharada sopera de corteza de olmo rojo *(Ulmus rubra)* molida
1 vaso de agua
1 cucharadita de café rasa de alginato sódico

Se mezcla la corteza de olmo con una parte del agua hasta tener un líquido sin grumos. Aparte, se deslíe el alginato sódico con un poco de agua y se añade poco a poco agua suficiente hasta tener un líquido que se pondrá al fuego y se hará hervir un par de minutos. Se mezcla con la corteza de olmo preparada y se bebe tres veces al día.

Jarabes para la tos

De bayas de saúco

Este jarabe se prepara de la siguiente manera. Se pondrá a calentar 1 kg de bayas en un recipiente en el horno a temperatura suave. A medida que vayan soltando jugo, éste se irá retirando. Cuando ya no suelten más se pondrán en un paño bastante poroso y se colgará con un recipiente debajo para recoger el que todavía pudieran soltar. Finalmente se exprimirá el paño para acabar de sacar todo el jugo que quede. Luego se pondrá al fuego a hervir a razón de 500 ml de jugo para un ¼ kg de azúcar hasta que se haya evaporado una cuarta parte del líquido. Se guardará este jarabe en tarros bien cerrados, a los que acudiremos cuando haya un resfriado o una tos para curar.

De cebolla

Se pica una cebolla y se mezcla con miel de eucalipto o de tomillo y zumo de limón. Se deja en maceración 8-10 horas, se cuela y se guarda en una botella de vidrio oscura.

De zumo de limón

1 limón

¼ de manzana (con piel)

¼ de cebolla (preferiblemente de Figueras)

2 cucharaditas de miel natural

1 vaso de agua templada

Se bate todo en el túrmix. Una hora antes de las comidas se toma este batido, tres veces al día. Si hubiera tos durante la noche se prepara una cuarta toma.

De flores de amapola

1 kg de flores de amapola recién cogidas

½ kg de azúcar

Se pondrán a macerar las flores con el azúcar durante 24 horas. Pasado ese tiempo se pondrá toda la mezcla al fuego con ½ l de agua y se dejará hervir unos minutos hasta que el azúcar se haya disuelto. Como en los casos anteriores, se guardará el jarabe en tarros, preferiblemente oscuros y bien cerrados, después de haberlo colado. Cada día se tomarán entre 4 y 6 cucharadas soperas hasta que haya desaparecido el catarro. Para mayor efectividad se añadirán unas 10 gotas de própolis y 10 de equinácea en cada toma.

Dolores articulares

1 frasquito de vidrio oscuro de unos 60 ml

1 manojo pequeño de flores de lavanda

Aceite de ricino para rellenar

Se colocan las flores dentro del frasco de vidrio y se acaba de rellenar con aceite de ricino. Se dejará en maceración unos diez días, después de los cuales estará listo para su uso en el caso de dolores articulares. Se utiliza masajeando la zona con este aceite.

Para estos dolores también será útil tomar bebidas diuréticas, como por ejemplo decocción de rabos de cerezas (60 g por litro de agua, se deja hervir 10 minutos); infusión de apio (70 g por litro de agua hirviendo, se deja reposar 10 minutos antes de tomar y se va bebiendo a lo largo del día); jugo de perejil (medio vaso diario); infusión del ulmaria *(Filipendula ulmaria,* una cucharadita de sumidades florales no abiertas y de raíz para una taza de agua).

APÉNDICE II

Desacidificación de la sangre

Llevo años investigando porque mucha gente tiene la sangre ácida y hasta ahora no había encontrado unas pautas concretas para evitar el problema, o eliminarlo cuando ya está presente. El doctor Robert O. Young ha escrito un libro que trata este tema, junto con unas pautas alimentarias que pueden no gustar a todos, pero que son muy efectivas.[20]

Lo más interesante de su libro es el programa para eliminar la acidez de la sangre, que es la causa de infinidad de enfermedades, de cansancio crónico generalizado, de insomnio y de picores, y predispone el organismo a ser atacado por parásitos.

Si lo que se busca es simplemente mejorar el propio estado de salud, sugiere que para esta operación se empiece con un ayuno de un mínimo de 3 días a base de jugos de verduras mezclados con agua (mitad jugo mitad agua). Si,

---

20 *La milagrosa dieta del pH,* doctor Robert O. Young, publicado por Ediciones Obelisco.

por el contrario, hay una enfermedad grave, entonces este «ayuno» debería durar por lo menos 10 días y ser extremadamente riguroso. Los jugos de verduras se deberán preparar en casa y será el único alimento que se tome, aunque él considera que se trata de un superalimento. Si se trata de personas mayores o niños, sugiere que se haga a lo largo de 24 horas. Mi sugerencia particular es que, sobre todo en invierno, los jugos se calienten un poco –hasta 45 ºC para no destruir las vitaminas y las enzimas– antes de tomarlos, para no quedarse helados, ya que los jugos de verduras fríos dispersan el calor corporal, como bien saben los que siguen una dieta macrobiótica.

Recomienda además que mientras se esté haciendo esta operación de limpieza se beba abundante agua cada día (yo sugiero entre 2 y 3 l), a la cual se habrán añadido unas gotas de agua oxigenada. La cantidad de jugos a tomar a lo largo del día para entre 6 y 12 vasos de agua, será de 500 ml de jugo verde recién exprimido.

Las verduras que sugiere son: pepino, varios tipos de col (excluyendo la col lombarda), brócoli, apio, lechuga, hierba de trigo o de cebada,[21] berros, perejil, espinacas, brotes de alfalfa y cualquier hortaliza que nos guste. Una combinación toda verde es: un pepino con su piel, una rama de apio, un manojo pequeño de perejil, un puñado de brotes de alfalfa y algunas hojas de espinacas. Desaconseja el uso de

---

21 En España difícilmente encontraremos hierba de trigo o de cebada fresca, a no ser que la cultivemos nosotros mismos, ya sea en el jardín o en tiestos en el balcón. No servirá la hierba de estos cereales cogida en un campo, ya que estará cargada de pesticidas y otros elementos indeseables.

zanahorias, de calabaza y de remolacha durante una primera limpieza, ya que contienen mucho azúcar. Se habrá de diluir el jugo con agua, y se añadirán cuatro gotas de agua oxigenada en cada vaso.

Si no se puede preparar el jugo fresco, sugiere el polvo verde concentrado de trigo o de cebada diluido en agua (¼ de cucharadita de postre por 250 ml de agua). He encontrado que aquí también se vende en los herbolarios y tiendas de dietética la marca Green Magma,[22] que es polvo de hierba de cebada o de trigo. Pero es mejor tomar este polvo verde *añadido* al jugo de verduras.

En cuanto a suplementos, los más importantes son el polvo verde concentrado y las gotas de agua oxigenada, éstas a razón de 4 gotas por vaso de líquido.

Es importante hacer esta limpieza, que eliminará las toxinas y la acidez de la sangre, después de lo cual, si comemos de manera moderada y con sentido común, no deberíamos tener problemas. Nuestro organismo sabrá encontrar solo el camino de la salud.

Mientras se hace esta limpieza, si se siente la necesidad de algo más sólido, al medio día se puede comer una «sopa». La sopa de la que habla el doctor Young consta de hortalizas que se han hecho puré en crudo y que se comen con un chorrito de aceite. Si el comerlas frías desagrada (principalmente en invierno) es posible entibiarlas, pero no habrán de superar los 45 ºC.

---

22 Green Magma es un producto fabricado en EE. UU. y distribuido en España por Biogran S.L.

Es posible que al principio de la limpieza la persona se sienta peor, a medida que las toxinas vayan saliendo de donde estaban y sean vertidas a la sangre para su eliminación. Dice el doctor Young que la persona se sentirá peor antes de sentirse mejor. Podrían incluso presentarse erupciones de la piel, mareos, dolor de cabeza, mal aliento, y cansancio. Se trata de una crisis de curación, lo cual es una buena señal. Habrá que tomar mucha agua con gotas de agua oxigenada y zumo fresco de limón o de lima, para ayudar a eliminar las toxinas rápidamente.

Personalmente sugiero que si se decide hacer esta limpieza sería conveniente suspender temporalmente la dieta del grupo sanguíneo, que se podrá retomar cuando se haya terminado. Naturalmente, si es que la persona no decide volverse vegana…

El desacidificar la sangre hará que mejore la digestión y asimilación de los alimentos, que se curen los problemas de piel o dermatosis; los diabéticos, si deciden seguirla durante un tiempo suficientemente largo, se curarán, y según dice el doctor Young, se curarán también enfermedades graves.

Por otra parte, el doctor Young es vegano y crudívoro. Yo personalmente no comparto esta filosofía de vida, pero el eliminar la acidez de la sangre es suficientemente importante como para recomendar seguir esta dieta durante unos días. Si después la persona decide volverse vegana y/o crudívora ya será su decisión.

Ayuno ligero

Este ayuno es mucho más ligero que el que precede y parte de unos principios completamente distintos. Al contrario del anterior, éste admite zumos de frutas. Es apropiado para casos de gota, principalmente, aunque nada impide que se pueda hacer como medida de profilaxis sin necesidad de presentar ningún problema concreto.

El modo de hacerlo es el siguiente: se beberá un vaso grande de agua bien caliente en ayunas. Es ésta una recomendación que nos viene de la medicina ayurvédica, y que beneficiará siempre y a cualquier persona. Luego, durante dos o tres días se seguirá una dieta a base de jugos de verduras, escogiendo las que sean más diuréticas, como por ejemplo el apio, la cebolla, el perejil. Se alternarán los jugos de verduras con zumos de frutas. Como bebida caliente se tomará agua de perejil, es decir, unas ramas enteras de perejil fresco hervidas en un litro de agua. Esta agua se beberá a lo largo del día para ir limpiando el organismo del ácido úrico acumulado como consecuencia de una alimentación demasiado rica en carnes y sus derivados y en alcohol.

Será bueno repetir este ayuno con cierta frecuencia, sin esperar a encontrarse mal, por ejemplo cada tres meses, para mantener un buen estado de salud.

Infusión, decocción, maceración

Aunque no debería de haber dudas entre cada una de las operaciones indicadas, queremos aclarar cómo se procede para cada una de ellas, ya que muchas personas siguen haciéndose un lío.

Tenemos una infusión cuando hacemos hervir el agua y apagamos el fuego antes de echar la hierba indicada, o echamos la hierba y enseguida apagamos. Habitualmente se deja reposar unos minutos antes de colar y tomar la infusión.

Tenemos una decocción cuando echamos la hierba en el agua y la dejamos hervir el tiempo indicado en la receta, que pueden ser 5, 10 o más minutos. A veces la receta indica que se deje reposar una vez apagado el fuego. Después de lo cual colamos y bebemos el líquido obtenido.

Cuando se habla de maceración hay que tener en cuenta que los tiempos son muy importantes y variables, ya que pueden ir desde unas pocas horas hasta varios días seguidos; puede ser necesario guardar la preparación en un lugar oscuro o por el contrario exponerla al sol y serena, y puede hacerse con agua (cuando los tiempos son pocas horas) o con alcohol rebajado cuando estemos hablando de muchos días seguidos.

Jugo milagroso para muchos problemas

Es éste un jugo que promete efectos espectaculares, pero en todo caso nunca hay que olvidar que cada persona es distinta, y lo que le va bien a una puede no servirle a otra, e incluso ser contraproducente. En este caso no se trata de un ayuno, sino de un jugo que se toma por la mañana en ayunas, y una hora más tarde ya se puede desayunar. Si la situación es complicada y se necesitan resultados rápidos, entonces se debe tomar dos veces al día, por la mañana una hora antes del desayuno y por la tarde una hora antes de cenar.

La composición es la siguiente:

1 patata
1 zanahoria
1 manzana

La receta no dice ni el tamaño ni el peso de los ingredientes, así que según sean estos así será el jugo que se consiga.

Se lavan los ingredientes bien, se cortan a trozos *sin pelar,* y se ponen en la licuadora para extraer el jugo. Para mejorar el sabor se le puede añadir un poco de zumo de limón. Este jugo se bebe enseguida. Una hora más tarde ya se puede comer.

Los efectos de este jugo serían los siguientes:

- Impedir que se desarrollen células cancerosas, y que las que ya existen no crezcan.
- Proteger el hígado, los riñones y el páncreas, y curar la úlcera, entiendo que de estómago.
- Fortalecer los pulmones, evitar el infarto y la presión sanguínea alta.
- Fortalecer el sistema inmunitario.
- Proteger la vista, evitando el enrojecimiento y la sequedad de ojos.
- Eliminar los dolores musculares causados por el ejercicio físico, normalizar las funciones intestinales. Esto hará que la piel esté más sana. Es fantástico para el acné.

- Evitar el mal aliento debido a la mala digestión o al dolor de garganta.
- Reducir el dolor menstrual.
- Evitar la fiebre del heno.

Aparentemente este brebaje no tiene ningún efecto secundario, es nutritivo y se absorbe fácilmente. Es bueno para el control de peso, y el sistema inmunitario se verá beneficiado después de dos semanas de su toma regular.

Un modo rápido de curar las enfermedades respiratorias

De todos es sabido que el consumo de lácteos produce mucosidad, por consiguiente, cuando estemos resfriados o tengamos una gripe lo último que haremos será tomar leche o sus derivados.

La lactosa de la leche está íntimamente ligada a las enfermedades respiratorias. La lactosa está formada por glucosa y galactosa, cuando la galactosa se oxida produce el llamado ácido múcico, que no es otra cosa que la mucosidad que se produce en el interior de las membranas mucosas y que éstas han de expulsar, porque de lo contrario este ácido múcico atascaría los conductos creando muchos problemas. Este ácido muestra una preferencia bastante acusada por las mucosas de las vías respiratorias, por lo que es el responsable de resfriados, gripes, otitis, sinusitis, infecciones pulmonares y asma. Esta mucosidad es esencialmente ácida, lo cual la convierte en un terreno propicio para el desarrollo de gérmenes varios. Así pues no se trataría de una alergia o intolerancia a la lactosa, sino de la acumulación de ácido múcico producida por la galactosa.

Parece ser que hay una mayor tolerancia a la lactosa de origen caprino, aunque esto no está todavía claro.

Si bien hace tiempo que los médicos ya no tratan las gripes y resfriados con antibióticos, sí hay muchas personas que siguen automedicándose, quizá en un intento por reducir los tiempos de la enfermedad, creando de esta manera desequilibrios en la flora intestinal, una proliferación de los gérmenes patógenos y debilitando el sistema inmunitario.

De esto se deduce que si dejamos de tomar leche y sus derivados reduciremos mucho la incidencia de las enfermedades del aparato respiratorio que normalmente asociamos con el frío, la contaminación, o con la trasmisión de una persona a otra. Según explica Walter Last, bioquímico y naturópata y autor del estudio, ni el resfriado ni la gripe serían trasmisibles por contagio, sino que el que enfermemos o no dependería de la cantidad de ácido múcico (galactosa) que hubiera en nuestro organismo.

Es interesante, e insólita, la sugerencia o recomendación que hace para curar el resfriado, que, según dice, debería acabar en cuatro horas. Si por el contrario se trata de una gripe, la cura se alargaría un poco, pero es siempre la misma cura la que propone. Ésta consiste en introducir en la boca una cucharadita de azúcar blanco fino, que se disuelve fácilmente, y pasearlo suavemente de un lado a otro uno o dos minutos mientras se deshace. Después de esto se escupe y se repite la operación. Esto se sigue haciendo durante unas horas, hasta que los síntomas del resfriado han desaparecido y la mucosidad se ha disuelto y se puede respirar bien. Según el autor, un resfriado fuerte se soluciona en unas cuatro horas, mientras que si es ligero o incipiente se tardará menos.

Lo que pasa es que el azúcar que se disuelve en la boca atrae la mucosidad que se encuentra mezclada con los fluidos linfáticos, y de esta manera se van vaciando las oquedades de la cabeza (senos, oídos) que estaban congestionadas y se vuelve a respirar bien. En el caso de personas con mucha tendencia a manifestar estas molestias, sugiere que se repita la cura una vez a la semana.

Este azúcar no daña los dientes mientras se está haciendo la operación, podría suceder más tarde, por lo que una vez terminado, hay que enjuagarse la boca con agua limpia.[23]

Los imanes

A lo largo del libro he mencionado varias veces los imanes y su utilidad para quitar el dolor, así que voy a explicar un poco más por qué funcionan y cómo se han de utilizar.

Los imanes permanentes, por lo menos los que yo conozco y manejo, pueden ser de dos tipos: de ferrita y de neodimio. Tanto en un caso como en otro no se trata de una pieza de metal imantada, sino de un aglomerado de polvo de hierro y de otros metales sometido a calor para conseguir

---

23 Para más información sobre este autor se puede entrar en la página www.health-science-spirit.com. Ha escrito varios libros, entre ellos *Heal Yourself the Natural Way*.

un todo homogéneo, en un proceso que se llama sinterización. En cuanto al neodimio, se trata de un elemento químico, estable y sólido a temperatura ambiente, que forma parte del grupo de las tierras raras. Tiene brillo metálico que con el tiempo se oxida y deteriora. Los imanes de neodimio son mucho más potentes que los de ferrita. Los dos se pueden romper si caen al suelo, y podrían perder su imantación si el golpe fuera demasiado fuerte.

Los imanes de ferrita que utilizo alcanzan los 3800 gauss, mientras que los de neodimio, siendo bastante más pequeños, alcanzan los 12.500 gauss, aunque tengo un hexágono de neodimio, de 25 mm de lado, que alcanza los 24.000 gauss.[24] No voy a explicar lo que me pasó el día que lo llevaba en una bolsa por la calle y pasé demasiado cerca de un poste de hierro de la luz... Tuve que batallar con el imán para intentar despegarlo, mientras los transeúntes me miraban pensando, quizá, que me quería llevar el poste, o que era una gamberra cualquiera ¡intentando destrozar el mobiliario urbano! Sin embargo estos imanes tan potentes pueden ser peligrosos si se encuentran próximos entre ellos, ya que pueden saltar por su atracción recíproca golpeando lo que interfiera en su camino. Por esta razón prefiero utilizar y recomendar los imanes de 3800 gauss, que son suficientemente potentes para producir efectos terapéuticos sin llegar a representar un peligro para quien los maneje.

Existen también unos imanes muy pequeños, de un diámetro que varía entre los 5 y los 10 mm, que se llaman

---

24 El gauss es la unidad de medida de la potencia de un imán.

pastillas magnéticas, y que alcanzan los 2500 gauss. Éstos se pueden aplicar sobre puntos de acupuntura y se fijan con unos pequeños parches de esparadrapo. Tienen la misma función que los otros de mayor tamaño pero se disimulan mejor si los hemos de llevar mientras seguimos nuestra vida normal. Los imanes más grandes, útiles cuando se aplican en una consulta o en el hogar, se fijan al cuerpo con una tira de velcro para permitir cierta movilidad.

Si colocamos unos clavos, o limadura de hierro, sobre una cartulina y le ponemos un imán debajo, veremos como los clavos o la limadura se disponen de manera armoniosa encima del cartón. Lo mismo sucede con nuestras células, al entrar en contacto con un imán se van disponiendo de manera armoniosa, cosa que finalmente hace desaparecer el dolor.

Según estudios llevados a cabo tanto en Japón (Kawai y Rikitake por un lado, y el doctor Nakagawa por otro), como en EE. UU. (Prime y Brunhes), el magnetismo terrestre ha ido disminuyendo progresivamente, siendo esta disminución del 5 por 100 en el último siglo. Esta disminución progresiva es la causa de la disminución de la capacidad de resistencia del ser humano, que ha estado acostumbrado durante miles de años a vivir en un campo magnético determinado.

El de los imanes es un sistema de sanación que no tiene contraindicaciones, si bien, por razones evidentes, no deberá utilizarlo una persona que lleve un marcapasos o piezas metálicas dentro de su cuerpo, o una mujer embarazada. Pero no sólo es bueno para quitar el dolor y equilibrar nuestro organismo, sino que también es útil para magnetizar el agua, lo cual tendrá efectos beneficiosos sobre nuestra salud.[25]

La plata coloidal

El uso de la plata coloidal se remonta a mucho tiempo atrás, posiblemente a miles de años antes de nuestra era, ya que se cree que los egipcios la utilizaban para curar las enfermedades de los ojos, de la garganta e incluso de la piel. Ya en los años 20 del siglo pasado, la FDA de Estados Unidos reconoció la plata coloidal como un antibiótico natural. Se dice que en la Edad Media, en tiempos de las grandes epidemias que asolaron Europa, los que se salvaban eran los ricos y los nobles que comían y bebían en enseres de plata.[26] También se dice que los nobles tienen la sangre «azul» debido a que el uso continuado de la plata en la mesa puede llegar a producir una condición llamada *argiria,* que es absolutamente innocua pero que da un tinte ligeramente grisáceo (azulado) a la piel.

Es importante recordar que en las unidades de grandes quemados de los hospitales, se utiliza la plata coloidal para evitar la infección de las vastas superficies quemadas, ex-

---

25 Hay muchos libros que hablan de los imanes y cómo utilizarlos, pero el que he encontrado más útil y concreto es *Les aimants, clés du bien-être,* de Jean-Paul Jacquemet, publicado por Planète Harmonie.

26 Así como ahora nosotros nos contaminamos con el aluminio de ciertas cacerolas y del papel de aluminio que utilizamos para envolver los alimentos, los antiguos se contaminaban con la plata, con la diferencia de que esa contaminación era beneficiosa, mientras que la nuestra nos produce enfermedades.

puestas al aire, y que no tienen ninguna protección propia. Por algo será. A partir de la plata se han creado fármacos varios para tratar distintas enfermedades, por ejemplo las micosis, la desinfección de los ojos de los recién nacidos, antisépticos y astringentes, antibióticos, etc. Todo esto choca frontalmente con aquellos que quisieran ver desaparecer la plata coloidal de la farmacopea, y que no paran de publicar en internet informaciones tendenciosas para desanimar a quienes puedan estar tentados de utilizarla.

Sea como fuere, la plata coloidal ha vuelto a las estanterías de las farmacias en estos últimos años y está a la disposición de todos, también de aquellos que la denuestan y quisieran verla desaparecer, y nosotros le damos la bienvenida, ya que se trata de un antibiótico natural sin las contraindicaciones de los otros antibióticos. Tiene utilidad en casos de gastroenteritis, salmonelosis, y otras infecciones del aparato digestivo; cuando estamos resfriados, el tomar la plata coloidal acortará mucho la duración de la enfermedad; lo mismo dígase en los casos de infección de la garganta, además de tomar la plata, será bueno vaporizarla sobre la zona inflamada.

Personalmente considero que 10 ppm son perfectas para el uso de este remedio tomado por vía oral. También irá bien para aplicaciones tópicas, por ejemplo sobre una herida, la picadura de un mosquito, etc. Reducida a la mitad, es decir, a 5 ppm, la plata coloidal va muy bien cuando hay problemas en los ojos, ya sea para eliminar el cansancio o para tratar una conjuntivitis.

La medicina china y la medicina ayurvédica han utilizado la plata coloidal para tratar las infecciones de las vías respiratorias e intestinales, las infecciones de los ojos y los problemas de la piel. No está de más recordar que en la repostería de la India es frecuente que se decoren los pasteles con láminas finísimas de oro o de plata, que se comen, precisamente por sus virtudes curativas.

Las sales de Schüssler

En el siglo XIX, el médico alemán W. H. Schüssler descubrió que el cuerpo humano contenía doce sales bioquímicas que en condiciones normales se obtenían directamente con la alimentación. Cuando ésta no era todo lo buena que hubiera debido ser, empezaba a faltar alguna sal, y según cuál fuera se manifestaba una u otra enfermedad. A partir de esta premisa dedujo justamente que si se suplía la sal que faltaba o escaseaba, el cuerpo recuperaría la salud. Por consiguiente, buscó en los manantiales de aguas naturales cuáles de ellos contenían cada una de las sales, para extraerlas y poderlas presentar a los pacientes bajo forma de comprimidos que se disuelven en la boca debajo de la lengua, lejos de las comidas, de la misma manera que se hace con la homeopatía.

Sin embargo, no hay que confundir las sales de Schüssler con la homeopatía: en efecto, hay formulaciones homeopáticas que tienen el mismo nombre que las sales, pero en cuanto homeopatía actúan de manera diferente, de modo que cuando se hayan de pedir en la farmacia habrá que recalcar que se trata de sales de Schüssler, biosales o sales bioquímicas, y no homeopatía.

Las sales individuadas por el doctor Schüssler son doce, a saber:

- Calcium fluoratum
- Calcium phosphoricum
- Calcium sulphuricum
- Ferrum phosphoricum
- Kalium muriaticum o chloratum
- Kalium phosphoricum
- Kalium sulphuricum
- Magnesium phosphoricum
- Natrium muriaticum o chloratum
- Natrium phosphoricum
- Natrium sulphuricum
- Silicea

Como se puede observar, cada una de las sales, menos la Silicea, está combinada con otro elemento que sirve para potenciar sus efectos. El uso de la sales es muy sencillo y no tienen efectos secundarios, y son muy útiles en la medicina natural para reforzar y completar el efecto de otros tratamientos. En cuanto a la manera de tomarlas, su posología y combinación, hay bastantes libros que hablan del tema, pero si hay dudas se deberá acudir a un médico o a un terapeuta que pueda orientarnos. Cuando se hayan de administrar a un niño pequeño, será conveniente diluir los comprimidos en un poco de agua caliente para que pueda tomarlos sin dificultad.

En el hogar

El hogar es donde más se nota el uso de productos químicos, y donde más podemos vernos afectados por ellos. En la limpieza, el mantenimiento, la decoración y los muebles intervienen múltiples productos que pueden perjudicar nuestra salud, a unos más que a otros, pero siempre son dañinos, tanto para nosotros como para nuestras mascotas y nuestras plantas. Por otra parte, la limpieza del hogar es de importancia vital, ya que de otro modo se multiplicarían las bacterias, los gérmenes y otros bichos que acabarían mermando nuestra salud.

En el hogar conviven muchos insectos con nosotros, sólo que muchas veces no somos conscientes de ello, ya sea porque viven ocultos en zonas que no están a la vista, o porque son pocos y no molestan o porque hemos alcanzado un grado de convivencia con ellos, y si ellos no nos molestan nosotros los respetamos y los dejamos vivir.

A continuación damos algunas pautas para librar nuestros hogares, nuestras mascotas y nuestras plantas de estos molestos bichitos, sin que por ello hayamos de perder nuestra salud.

Hormigas y pececillos plateados (Lepisma saccharina)
Unos insectos muy molestos y difíciles de alejar de la casa son las hormigas, pero yo aprendí en California un método que me ha dado grandes resultados. Consiste en colocar en la zona frecuentada por las hormigas un pequeño cuenco de plástico (yo utilizo los tapones de plástico de botellas o ga-

rrafas que voy a tirar) en el que se habrá colocado una parte de ácido bórico al cual se añadirá un pizca minúscula de azúcar. Mezclo los dos polvos removiéndolos con un palillo y dejo el tapón en un lugar donde no moleste. Entiendo que esa mezcla ha de producir un olor sumamente desagradable para las hormigas, que hace que se vayan y no vuelvan, ya que nunca he encontrado ninguna hormiga muerta. Ese olor, sin embargo, no es perceptible para los humanos.

Esta mezcla no deberá entrar en contacto con metales de ninguna especie, por eso utilizamos tapones de plástico y removemos con palillos de madera.

El mismo método vale para los pececillos plateados, *Lepisma saccharina,* esos insectos veloces y voraces que se comen con fruición nuestros libros y nuestra ropa. En este caso, escojo tapones más pequeños, los lleno a medias con la mezcla y los coloco estratégicamente en la librería en puntos donde no se vean. También los coloco en el baño en sitios donde no se puedan mojar, porque a los pececillos les gusta la humedad, además de los libros y las telas.

Moscas y mosquitos

Si en el caso de las hormigas hay quien no se inmuta ante su presencia, sin embargo hay otros insectos y otros huéspedes cuya presencia en el hogar no es tolerable bajo ningún concepto, y entonces hay que buscar remedio antes de que se puedan convertir en un peligro para la salud.

Las moscas y los mosquitos dentro del hogar tienen una solución fácil, ya que unas buenas mosquiteras en las ventanas y sobre las camas los mantendrán a raya sin que tengamos que recurrir a la violencia ni a productos químicos dañinos. Otro remedio para las moscas consiste en echar unas gotas de vinagre sobre el quemador caliente de la cocina: las veremos huir rápidamente ya que no les gusta el olor. Menos en casos muy extremos, al aire libre en occidente las moscas no son un gran problema.

Cuando estamos al aire libre, fuera de la casa, y los mosquitos se empeñan en perseguirnos para alimentarse de nuestra sangre, lo mejor es frotar las partes expuestas con aceite de citronela.

Se ha escrito que una planta de albahaca en la ventana aleja los mosquitos: la verdad es que estando completamente rodeada de plantas de albahaca, los mosquitos se han cebado en mí sin misericordia, así que no aconsejo este método, mientras que las mosquiteras antes mencionadas sí que nos librarán de estos bichitos tan molestos.

Pulgas

Yo sólo he visto pulgas en mi casa cuando tuve un gato muy parrandero. Volvía a casa y me empestaba los sofás con sus condenadas pulgas. Para liberarlo de sus huéspedes acostumbraba a bañarlo en la terraza que quedaba expuesta a la vista de los vecinos, que se asomaban a observar mi pelea con el gato y escuchar sus maullidos, lo cual era bastante molesto porque además de intentar mantener el animal en el agua y lavarlo tenía que escuchar las críticas de esos vecinos por bañar a un gato, ¿dónde se habrá visto? Los gatos no se bañan… Finalmente, una vez bañado el minino y despulgada mi casa, le compré un collar antipulgas que, si he de decir la verdad, sirvió de poco. Oportunamente, el minino decidió cambiar de casa y desapareció, con lo cual finalmente quedé libre también de pulgas.

Luego he sabido que mucho más efectivo que cualquier otro sistema: baños, collares, etc., habría sido simplemente poner unos cuencos con vinagre en la zona frecuentada por el gato, ya que a las pulgas no les gusta su olor.

Polillas, cucarachas, chinches y ratones

En cuanto a las polillas, el único método efectivo que he encontrado ha sido poner unas pastillas de Empenthrin, un antipolillas químico y contaminante para el medio ambiente. También tengo puestos unos trozos de madera de enebro entre la ropa, que según dicen mantiene a raya las polillas.

Dicen que las flores de espliego, las pieles de limón secas, las semillas de anís, colocadas en los armarios mantienen alejadas las polillas.

Para las cucarachas servirá poner unos cuencos con ácido bórico y una pizca minúscula de azúcar, tal como se hace con las hormigas y los pececillos plateados, que hará que huyan despavoridas y no vuelvan por la casa.

En cuanto a chinches y ratones, que yo sepa no hay métodos naturales para eliminarlos, así que cada quien deberá hacerlo lo mejor que pueda, acudiendo cuando haga falta a los productos de droguería, y poniendo ratoneras o veneno para los ratones, pero teniendo en cuenta la situación de nuestro hogar, porque si hay niños pequeños o animales domésticos habrá que evitar el uso de productos venenosos.

Por lo que he podido observar, menos en los dibujos animados de Tom y Jerry, los gatos hoy en día ya no persiguen a los ratones.

Los ambientadores y los suavizantes

No hace falta insistir sobre el hecho de que los ambientadores son tóxicos para las personas y para el medio ambiente. Y tampoco hemos de creernos aquello de que nos traen «el perfume del océano» o de «las flores alpinas». Lo que nos traen es el olor del petróleo (es decir, sus llamados «compuestos aromáticos») con el cual están hechos esos aromas tan «naturales». Si una habitación o local huele mal, lo mejor será ventilar bien y limpiar, dejar que entren el sol y el aire y que se lleven humos, mohos y humedades. Si luego queremos que «huela bien», podemos utilizar incienso natural, o un quemador para perfumes en el que pondremos un poco de agua con unas gotas del aceite esencial natural que más nos guste. Si el quemador tiene suficiente capacidad, se puede poner agua precalentada a la que añadiremos unas hierbas aromáticas según nuestro gusto. De esta manera ni nos intoxicaremos ni perjudicaremos al medio ambiente.

Lo mismo puede decirse para los suavizantes. Son productos químicos perjudiciales para la salud, sobre todo si en casa hay alguien que sufra de alergias o de asma. En estos tiempos en que las lavadoras funcionan con menos agua tanto para el lavado como para enjuagar, siempre quedan en la ropa residuos de detergente y de suavizante, que luego van desprendiéndose bajo forma de polvillo que nosotros respiramos.

Esto se puede obviar de dos maneras, ambas evitando el uso de los suavizantes. Una de ellas consiste en planchar la ropa una vez seca, tanto sábanas como toallas como ropa personal. Otra consiste en añadir un vaso de vinagre al agua del último aclarado, que actuará como un suavizante natural. Para aquéllos a quienes les moleste el olor del vinagre, hay que decir que después de seca la ropa el olor habrá desaparecido.

Y recordemos que eso de que los suavizantes hacen que «la ropa huela a limpio» es una falacia. Las cosas limpias *no huelen,* si huelen quiere decir que hay algo que no debería estar, en el caso de los suavizantes, los residuos de los compuestos aromáticos del petróleo.

El vinagre

En cuanto a su uso no gastronómico, el vinagre sirve para darles brillo renovado a los colores de prendas un poco ajadas.

El color negro, que con los años acaba perdiendo color y volviéndose verdoso o amarronado, incluso en ocasiones rojizo, si se añade vinagre en el último enjuague, recupera una parte del color perdido. Para esta finalidad se puede utilizar tranquilamente vinagre blanco de supermercado, o ácido acético producido en laboratorio. Se dice entonces que el vinagre, o ácido acético, fija el color. No hay que olvidar que en los tiempos en que la fotografía se hacía con carretes de negativos, después del revelado al imprimir esas fotos se pasaban por el ácido acético precisamente para fijarlas.

Añadido al agua de enjuagar la ropa, el vinagre, además de fijar el color, actuará también como suavizante.

Para aquellos que viven en lugares muy fríos y tienen que dejar el coche en la calle, será de gran utilidad la mezcla de una parte de agua y tres de vinagre, que se rociará sobre los cristales para evitar encontrarlos cubiertos de escarcha al día siguiente.

Y por último, cuando tengamos algún grifo, o filtro del agua o de la cafetera o lo que sea, completamente recubierto de cal, si lo ponemos un rato o unas horas en vinagre rebajado con agua al 50 por 100, quedará completamente limpio.

No tendremos ni que frotar, simplemente enjuagar la pieza y volver a colocarla en su sitio.

El vinagre servirá también para la limpieza del hogar, por ejemplo es bueno añadirlo al agua de lavar los parqués, (nunca para fregar el terrazo o el mármol), así como para limpiar y rejuvenecer las alfombras y otros componentes de la decoración de la casa, siempre que se trate de tapicerías. Con un trapo humedecido en vinagre frotaremos las alfombras y veremos como quedan limpias y recuperan el color.

Por ejemplo, en los coches que tienen ya muchos años, si frotamos la tapicería con vinagre después de una buena limpieza con detergentes normales, perderán el olor a humanidad y a perro. No hay nada que me ponga el estómago del revés con tanta facilidad como entrar en un coche que no se lava desde hace años...

Hay quien dice que es un buen repelente para las hormigas. Nunca lo he probado de esta manera porque no tengo hormigas, ya que tengo otra receta muy efectiva y que encontraréis en el apartado correspondiente un poco más arriba. Sí me consta que va muy bien para eliminar las pulgas.

Junto con el bicarbonato sódico es un buen desatascador de los desagües. En ese caso se coloca en la entrada del desagüe dos o tres cucharadas soperas de bicarbonato sódico. Se añade luego suficiente vinagre para provocar una reacción efervescente, que será la que limpie ese desagüe. Se deja actuar una media hora, y luego se echa agua bien caliente para arrastrar todo lo que esta fórmula habrá despegado.

El ácido bórico

En el pasado el ácido bórico se utilizaba en mi casa por un lado para lavar los ojos cuando había conjuntivitis, y por otro para alargar la vida de las conservas de tomate. Se ponía crudo en botellas y tarros, se le añadía una cucharadita de ácido bórico y se tapaban bien. Luego se esterilizaban al baño maría y se guardaban, y recuerdo que esas botellas de conserva de tomate duraban mucho tiempo sin producir moho ni estropearse.

En la actualidad me parece que estos usos han sido prohibidos, pero el ácido bórico tiene muchos otros usos. Por ejemplo se recomienda para matar cucarachas. Para ello se prepara una mezcla de agua, harina, leche condensada y ácido bórico a partes iguales. Se amasa bien y se forman unas bolitas que se distribuyen en lugares estratégicos de la casa. Las cucarachas las comerán y se morirán. Pero, como con todos los venenos utilizados para matar plagas, habrá que ser muy prudentes y evitar su uso si hubiera niños o mascotas en la casa.

También será útil para hacer pediluvios: además de descansar los pies, les quitará los malos olores, ya que matará las bacterias que los provocan.

Y otro uso no menos interesante es el de apagar el fuego. Si en algún momento, por un descuido, se prende fuego en la casa y éste no es muy grande ni se ha extendido, se apagará fácilmente echándole ácido bórico.

Limpieza de la plata

Los objetos de plata, tan hermosos, tienen el defecto de oscurecerse fácilmente cuando están expuestos al aire. La contaminación química del aire de nuestras ciudades corroe la plata que se vuelve fea y oscura. Una manera de limpiarla puede ser frotarla con una pasta de bicarbonato sódico y agua.

Pero cuando las superficies son grandes, o los objetos son delicados, es mejor colocar el objeto de plata en un cuenco sobre una lámina de papel de aluminio, al que se añadirá agua caliente junto con una cucharadita de sal y otra de bicarbonato sódico. La cantidad de estos dos componentes dependerá del tamaño de la pieza y de la cantidad de agua.

Se dejará reposar unas horas, después de lo cual repasaremos la pieza con un cepillo de dientes u otro cepillo suave para quitar los residuos de la oxidación, y terminaremos lavando con agua y jabón.

El bórax

El bórax es un polvo cristalino blanco que tiene múltiples utilidades. Una de ellas es la de servir como detergente para lavar ya sea la vajilla como la ropa. También lo pueden usar para la higiene personal aquellas personas que por su estado de salud y nivel de contaminación no puedan o no deban utilizar los detergentes y jabones del comercio. Sin embargo, si se usa para lavarse el pelo luego habría que enjuagarlo con zumo de limón mezclado con agua si el pelo es claro, o con vinagre y agua si el pelo es oscuro.

Igualmente, si se utiliza para lavar la ropa, habrá que echar vinagre en el agua del aclarado para que actúe como suavizante.

ÍNDICE ANALÍTICO

ÍNDICE

4/16 ⑧ 7/15